中医男科诊疗精要

庞保珍 庞清洋 编著

人民卫生出版社
北 京

图书在版编目（CIP）数据

中医男科诊疗精要 / 庞保珍，庞清洋编著. —北京：
人民卫生出版社，2023.5

ISBN 978-7-117-34178-3

Ⅰ. ①中… Ⅱ. ①庞… ②庞… Ⅲ. ①中医男科学
Ⅳ. ①R277.57

中国版本图书馆 CIP 数据核字（2022）第 241641 号

| 人卫智网 | www.ipmph.com | 医学教育、学术、考试、健康，购书智慧智能综合服务平台 |
| 人卫官网 | www.pmph.com | 人卫官方资讯发布平台 |

中医男科诊疗精要
Zhongyi Nanke Zhenliao Jingyao

编　　著：	庞保珍　庞清洋
出版发行：	人民卫生出版社（中继线 010-59780011）
地　　址：	北京市朝阳区潘家园南里 19 号
邮　　编：	100021
E - mail：	pmph @ pmph.com
购书热线：	010-59787592　010-59787584　010-65264830
印　　刷：	河北宝昌佳彩印刷有限公司
经　　销：	新华书店
开　　本：	889×1194　1/32　印张：6　插页：4
字　　数：	120 千字
版　　次：	2023 年 5 月第 1 版
印　　次：	2023 年 6 月第 1 次印刷
标准书号：	ISBN 978-7-117-34178-3
定　　价：	39.00 元

打击盗版举报电话：010-59787491　E-mail：WQ @ pmph.com
质量问题联系电话：010-59787234　E-mail：zhiliang @ pmph.com
数字融合服务电话：4001118166　E-mail：zengzhi @ pmph.com

庞保珍简介

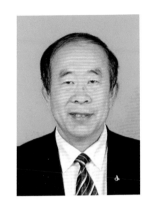

庞保珍，山东名中医药专家，聊城市中医医院不孕不育科主任医师，著名生殖医学、妇科男科专家。

历任世界中医药学会联合会男科专业委员会副会长、养生专业委员会副会长、一技之长专业委员会副会长，妇科专业委员会、生殖医学专业委员会常务理事；国际中医男科学会副主席；中华中医药学会生殖医学分会、男科分会、养生康复分会常务委员，妇科分会委员；中国性学会中医性学专业委员会常务委员；中国中医药研究促进会妇产科与辅助生育分会常务委员；山东中医药学会不孕不育专业委员会副主任委员；山东中西医结合学会男科专业委员会副主任委员；山东省激光医学会生殖医学专业委员会副主任委员等。

男科与妇科双馨，生殖养生造诣深。擅长治疗男性不育、女性不孕、男女性功能障碍、输卵管阻塞、排卵障碍、前列腺炎等妇科、男科病，尤其擅长于男女不孕不育的诊治与中医辅助生殖；对不孕不育中医外治法有独到而丰富的临床经验；且以张仲景六经辨证经方治疗疑难杂症经验丰富；对健康长寿之道研究颇深。

　　勤于笔耕，著作等身。主编《实用中医生殖医学》《不孕不育中医治疗学》等专著30余部，其中《中医生殖医学》获国家科学技术学术著作出版基金资助出版，2019年主编120万字《实用中西医生殖医学》，发表论文100余篇，其中在SCI杂志发表生殖领域论文2篇。曾获不孕症领域2项国家发明专利。2017年3月聊城市人民政府授予"水城领军人才·杏林名医"称号；获2018年度"山东省老科学技术工作者协会突出贡献奖"；获2019年聊城市"水城最美科技工作者"称号；获2019年"中国老科学技术工作者协会奖"。

庞清洋简介

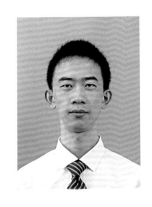

庞清洋，山东大学附属生殖医院主治医师，山东中医药大学硕士研究生，研究方向：生殖医学。导师为全国著名中医妇科专家、生殖医学专家连方教授。出身于中医世家，尽得其父山东名中医药专家庞保珍薪传。自幼以读书藏书为乐，勤奋好学，德医双馨；刻苦学习中医古典医著，尤其重视诵读四大经典；深研各家学说，取各家之长，继承中医精华；刻苦学习中医基础理论，夯实了中医基础；同时注意及时吸收现代医学研究的有关科技成果，衷中参西；始终以中医理论指导临床，在继承中医的基础上，努力践行"传承精华，守正创新"，精益求精；坚持以中医的思维辨证论治，针对病机治疗，突出中医特色。曾获国家发明专利2项，参编著作20余部，其中主编著作5部，发表医学论文37篇，其中SCI论文2篇。

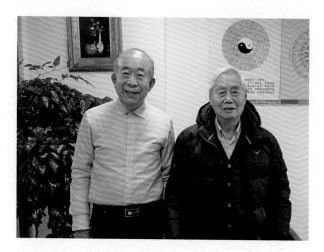

2020年12月26日庞保珍（左）拜见国医大师夏桂成（右）

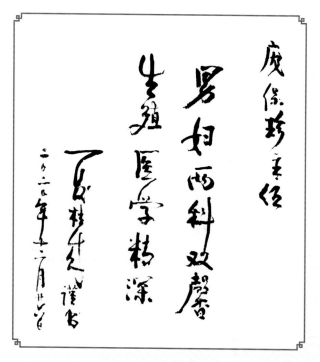

国医大师夏桂成为庞保珍题词

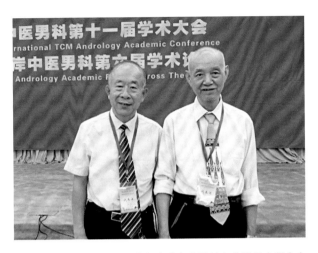

庞保珍（左）与世界中医药学会联合会男科专业委员会创会会长、中华中医药学会男科专业委员会创会主任委员、国际中医男科学会主席曹升镛（右）合影

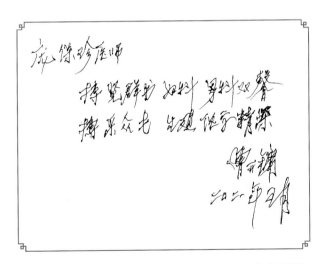

世界中医药学会联合会男科专业委员会创会会长、中华中医药学会男科专业委员会创会主任委员、国际中医男科学会主席曹开镛为庞保珍题词

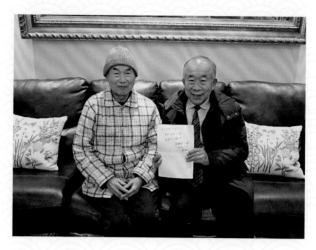

2020年12月26日庞保珍（右）拜见首届全国名中医徐福松（左）

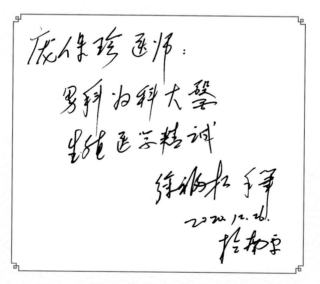

全国名中医徐福松为庞保珍题词

一序一

中医男科学是中医学的重要组成部分。当今中医学已成为世界医学之林的璀璨明珠，越来越显现其强大的生命力，自然中医男科在世界医学之林的地位越来越高。但从目前的中医男科书籍看，仍缺乏语言精练且坚持中医思维辨证论治的小部头中医男科精要书籍。因此，编撰系统的《中医男科诊疗精要》一书非常必要。

我认识山东名中医药专家庞保珍主任医师多年，他天赋睿智，思维灵聪，勤奋好学，读书为乐，如痴如醉，四十余年如一日。中医经典理论宏深，临床经验富邃，才华横溢，著作等身，学验俱丰。四十余年来一直精心从事中医生殖医学、妇科、男科与养生事业，妇科与男科双馨，生殖养生造诣深、硕果累累。可谓中医生殖医学领域中知识较为全面的专家，是中医生殖领域不可多得的人才。临床之余，笔耕不辍，最近又精心编著《中医男科诊疗精要》一书。

本书系统编写了20种常见中医男科疾病的诊疗精要，将作者40余年的中医男科诊疗经验倾囊相授于本书，并汲取了中西医学的有关最新研究成果，可以说是中医男科病证诊疗的精要荟萃，基本反映了现代中医男科的诊治水平。编写本书，有利于提高中医男科诊疗水平；有利于掌握中医男科精华要点，节省研究时间；有利于中医男科学术的发展；

有利于规范中医男科科研工作。可供男科、生殖医学临床、科研工作人员以及医学生参考，故欣然为之序。

中华中医药学会外科分会名誉主任委员
中国性学会中医性学专业委员会名誉主任委员
北京中医药学会男科分会名誉主任委员
博士研究生导师　全国名中医　首都国医名师

李曰庆

2021 年 6 月 5 日

一前言一

中医男科学是一门新兴的学科，近年来发展迅猛，且越来越受到重视。中医学较早就有男性疾病与男性生理病理特点的论述，但是发展成为专科亦较晚。从 20 世纪 80 年代初开始出现中医男科学发展热潮，继而逐步形成了中医男科学理论体系。2009 年国家中医药管理局在中医临床医学中增设了中医男科学作为二级学科。但从目前出版的中医男科类书籍看，仍缺乏小而精且实用性强的诊疗书籍，因此编撰《中医男科诊疗精要》一书就显得很有必要。

本书编著的原则是：突出科学性、先进性、实用性，突出中医特色与优势，尤其要突出诊疗精华要点。

科学性：经得起实践检验。

先进性：在内容上具有先进性与前瞻性，注意吸收男科临床研究的新经验以及临床诊疗体系研究的新成果。

实用性：选用男科临床较为实用的诊疗方法。

中医特色与优势：坚持以中医思维辨证论治，突出中医药学术特色与优势，"传承精华，守正创新"。

精华要点：在诊疗上力求文字精练，突出诊疗之精华要点。

本书系统介绍了阴茎勃起功能障碍、遗精、早泄、不射精症、弱精子症、慢性前列腺炎、精索静脉曲张等 20 种常见的男科疾病诊疗精要。病证的介绍主要是采用以西医病名为主结合中医病名辨证的编写体例。每一病证的论述首先从中西医两个角度对该病证的概念加以介绍，然后从诊断、鉴别诊断、辨证论治、预防与调摄等几个方面加以阐述。此外，还介绍了中医男科常用中药与方剂。本书内容简明扼要，重点突出，旨在帮助广大临床工作者掌握中医男科疾病诊疗精华要点，提高中医男科诊疗水平。

本书在编写之际，笔者有幸得到国医大师夏桂成、世界中医药学会联合会男科专业委员会创会会长曹开镛教授、首届全国名中医徐福松教授题词与指导。本书承蒙中华中医药学会外科分会名誉主任委员、中国性学会中医性学专业委员会名誉主任委员、北京中医药学会男科分会名誉主任委员、博士研究生导师、全国名中医、首都国医名师李曰庆教授作序并指导。在编写过程中，我们查阅了大量古今医籍、专著和医学期刊，采纳或引用了不少学者的研究成果，在此一并致以谢忱！

笔者虽欲求尽善尽美，但书中难免疏漏，祈望同道和读者斧正，以利于进一步修订，集思广益，日臻完善，使中医男科学得以更好地发展，为人类的健康做出更大的贡献。

庞保珍

2021 年 9 月 5 日

—目录—

第一章
性功能障碍

第一节　阴茎勃起功能障碍

阴茎勃起功能障碍（erectile dysfunction，ED）是成年男性虽有性的要求，但临房阴茎不能勃起，或虽举而不坚，或不能保持足够的勃起时间，阴茎不能进入阴道完成性交，且病程持续 3 个月以上者。按病因可分为功能性、器质性与混合型三类。阴茎勃起功能障碍相当于中医的阳痿。

阳痿分为原发性与继发性两种，原发性阳痿是指阴茎从未能坚硬勃起进入阴道而进行房事；继发性阳痿则是曾有过成功的同房，但后来同房时阴茎不能坚硬勃起进入阴道进行房事者。阳痿是男性最常见的性功能障碍之一，是一种影响身心健康的慢性疾病，不仅影响患者及其伴侣的生活质量，也可能是心血管疾病的早期症状和危险信号。记载阳痿最早的中医文献为《马王堆医书·养生方》，称之为"不起"，《素问·阴阳应象大论》与《灵枢·邪气脏腑病形》称之为"阴痿"，《灵枢·经筋》称之为"阴器不用"，《灵枢·痿论篇》称之为"筋痿"。至明代《景岳全书》立《阳痿》篇，始以阳痿命名本病，从此沿用至今。

一、诊断
（一）病史
1. **现病史**　对患者既往 3~6 个月勃起功能障碍的情

况进行详尽了解、分析，依据勃起功能障碍发生的特点，对勃起功能障碍的程度进行判断，并结合既往史鉴别其是否存在器质性病变。

2. **既往史**　①各系统疾病的相关高危因素，如神经系统疾病、心血管系统疾病、精神心理疾病、消化系统疾病、内分泌系统疾病史，其中尤其以心血管疾病与糖尿病对勃起相关的血管及神经的损害为甚，对本病的发生尤其重要；②脊髓、盆部的损伤与手术、泌尿生殖系统的损伤和手术史，可以损伤与勃起相关的神经及血管，或破坏神经通路，或造成对生殖器官的损伤；③性传播疾病史、泌尿生殖系统疾病史，可造成局部病变。

3. **服药史**　如降压药、强心药、镇静药、麻醉药、激素类药、免疫抑制剂等。

4. **性生活史**　受教育的程度、性知识、性经历、夫妻关系、婚姻状况等造成错误的性观念。

5. **生活习惯与生活条件**　不良嗜好，如过量饮酒、吸烟可加剧血管病变并造成多种损害；生活状况、人际关系、社会状况等均可增加精神压力而导致勃起功能障碍。

（二）临床表现

主要临床表现为成年男性虽有性的要求，但临房阴茎不能勃起，或虽举而不坚，或不能保持足够的勃起时间，阴茎不能进入阴道完成性交。可伴有心悸、头晕、精神不振、夜寐不安等症状。

（三）体征

应全身范围进行检查，尤其要突出乳房、神经系统、睾丸与外生殖器方面的检查，如阴茎大小和形态，有无包茎，有无硬结或阴茎弯曲。如疑为神经性阳痿，应测试球海绵体肌反射时间有无延长和尿道动力学检查（测定膀胱残余尿和膀胱压力）。如拟作阴茎假体治疗，先要排除前列腺增生或其他尿路梗阻性疾病。

（四）辅助检查

1. **实验室检查**　血常规、尿常规、前列腺液常规等，肝肾功能、甲状腺功能、血糖、血脂等。

2. **特殊检查**　必要时可酌情选做性激素水平测定、阴茎夜间勃起实验、阴茎肱动脉血压指数量、阴茎生物感觉测定、阴茎海绵体内注射试验、肌电图测定海绵体肌反射、彩色双功能超声检查、选择性阴茎动脉造影、阴茎海绵体造影、盆腔血管同位素扫描等。

二、鉴别诊断

1. **早泄**　阳痿往往与早泄并存，但二者在概念上根本不同。早泄为性交时阴茎能够勃起，且能达到足够的硬度以插入阴道，但勃起的时间较短，甚至刚触及阴道即行射精，阴茎继而迅速疲软以致性交过早结束。早泄的根本特征是能够进行性交，但不能使女方达到性高潮。而阳痿则是阴茎不能勃起或勃起的力度极差，阴茎不能进入阴道进行性交。

2. 阳缩　　阳缩多突然发病，以阴茎内缩抽痛，伴畏寒肢冷、少腹拘急、疼痛剧烈为特征，亦可影响性交。但阳痿的特点是阴茎疲软、不能勃起，并不出现阴茎内缩、疼痛等症。

3. 性欲淡漠　　性欲淡漠是男子的性交欲望降低，也可间接影响阴茎的勃起与性交的频率，但在性交时阴茎却能正常勃起进入阴道性交。

三、辨证论治

首分虚实：本病有虚实之分，湿热下注、肝郁证、血瘀证属实证；心脾两虚、肾阳虚证属虚证。青壮年多实，老年人多虚，临床上有许多患者表现为虚实夹杂。

次明病位：因郁、怒等情志所伤者，病位在肝；突遇不测、大惊卒恐者，其病位多在胆、心、肾；湿热外袭者，病位多在肝经；内蕴湿热者，多先犯脾，后侮肝；房室劳伤、肾阳肾阴亏虚者，则病在肾。临床上有单一脏腑发病者，但更多的是累及多个脏腑经络。

三审寒热：热为阳邪，其性炎上，易伤阴津，易动血液。阳痿热证者，热邪常与湿邪夹杂侵犯肝经，临床多兼见阴囊潮湿，舌苔黄腻，脉象弦数。寒为阴邪，易伤阳气，其性收引凝聚。此外，阳痿尚有虚寒和虚热证者。阳痿虚寒证，多表现为肾阳亏虚，临床可伴见腰膝酸冷，肢体畏寒，夜尿频作，小便清长，舌质淡，脉沉细迟。

1. 肾阳虚证

（1）主症：①阳痿不举；②腰膝酸软，畏寒肢冷。

（2）次症：①面色㿠白；②头晕目眩，耳鸣；③精神萎靡；④舌淡，苔白，脉沉细。

治法：温肾填精，振阳兴痿。

方药：还少丸（《杨氏家藏方》）加减。

山药、牛膝、熟地、枸杞子、锁阳、仙茅、阳起石、山萸肉、巴戟天、淫羊藿、五味子、石菖蒲、肉苁蓉、楮实子。

中成药：佳蓉片，口服，每次5片，每日3次；或龙鹿胶囊，口服，每次5粒，每日3次。

2. 心脾两虚证

（1）主症：①阳痿；②心悸自汗；③纳少，面色无华。

（2）次症：①精神不振；②失眠健忘，胆怯多疑；③舌淡，苔薄白，脉细弱。

治法：益气补血，健脾养心。

方药：归脾汤（《严氏济生方》）加减。

黄芪、人参、当归、龙眼肉、白术、茯苓、酸枣仁、炙甘草、柴胡、白芍、远志。

中成药：人参归脾丸，口服，每次1丸，每日2次。

3. 湿热下注证

（1）主症：①阴茎痿软，勃而不坚；②尿黄，小便不畅，余沥不尽；③舌红，苔黄腻，脉沉滑数。

（2）次症：①阴囊潮湿气味臊；②下肢酸重。

治法：清热利湿。

方药：清利鸳春丹（庞保珍经验方）。

黄柏、苍术、厚朴、萆薢、黄芪、车前子、猪苓、滑石、栀子、益母草、枳壳、莱菔子。

中成药：三金片，口服，每次3片，每日3次。

4. 肝郁证

（1）主症：①阳事不举；②情志抑郁，胸胁胀满；③急躁易怒，善太息。

（2）次症：①舌质淡红，苔薄白；②脉弦。

治法：疏肝解郁，通络振痿。

方药：达郁汤（《杂病源流犀烛》）加减。

炙升麻、柴胡、川芎、香附、刺蒺藜、橘叶、制首乌、枸杞子、肉苁蓉、枳壳。

中成药：逍遥丸，口服，每次6~9g，每日2次。

5. 血瘀证

（1）主症：①阴茎痿软；②睾丸刺痛；③腹、腰、阴部刺痛；④舌质紫黯或有瘀斑瘀点，脉涩。

（2）次症：①胸胁胀闷窜痛；②性情急躁；③胁下痞块。

治法：活血化瘀，通络振痿。

方药：逐瘀秃鸡丹（庞保珍经验方）。

蜈蚣、川芎、丹参、水蛭、三棱、莪术、九香虫、白僵蚕、柴胡、黄芪、当归。

中成药：血府逐瘀口服液，口服，每次1支，每日3次。

四、预防与调摄

1. **坚持健康的生活方式**　尤其要戒烟、避免酗酒。适量运动，最好的运动是步行，以快步走，微汗出为佳；吃动平衡，保持健康体重。

2. **调节情志，保持乐观**　人的情志与性功能关系极为密切，因此不仅要调节好自己的情志，调节好伴侣的情志也非常重要。

3. **及时干预相关疾病**　加强性科普教育，针对阳痿的危险因素，采取尽早的医学干预。由于多数中老年男性阳痿与动脉粥样硬化、高血压、糖尿病等相关，因此，与心脑血管疾病的防治是统一和互利的。同时，对有可能影响勃起功能的精神心理、神经、内分泌、泌尿生殖疾病和创伤等因素给予关注并及时干预。

4. **房事有节**　过频的性生活与禁欲均对身心健康有害。而规律的性生活利于正常性功能的维持，利于身心健康，适当的性生活是健身运动。

5. **改善居住环境**　避免不隔音的房间等环境因素对性生活造成的不良影响。

6. **慎用对性功能有抑制作用的药物**　一些药物影响性功能，尽量避免应用对性功能有抑制作用的药物。

7. **避免过劳**　尽量避免过劳。若日间工作量较大，身体疲劳者，可改变同房时间，比如将性交安排在夜间睡醒后进行。

8. **饮食调理**　适量食用下列食物：①肉类：动物的生殖器官（比如狗鞭、鹿鞭等）、鸡子、羊睾、猪肾、鹿肾等；②鱼贝类：黄鳝、甲鱼、泥鳅、鲫鱼、牡蛎、海贝、黄鱼等；③昆虫类：蚂蚁、蝗虫、蜂蛹、蚕蛹等；④爬行类：蛤蚧、田鸡等；⑤植物类：种子（比如坚果与籽类食物）系植物的胚芽，含有生育酚，对人的生殖功能有益，比如核桃、花生、松子、腰果等；⑥其他：雪蛤膏（又名蛤士蟆油）、鱼肚、海参、蜂王浆等，凡此类有胶性的黏滑食物，多含有胶原蛋白与精氨酸，均有一定的滋阴壮阳功能。

《 第二节　遗精 》

遗精是非性生活时精液外泄的总称，有梦遗与滑精之分。有梦而遗，名为梦遗；无梦而遗，或清醒时精液流出者，名为滑精。一般而言，成年未婚男子或婚后夫妻分居者，一月遗精一次，属正常现象，若遗精频繁，每月4次以上，或清醒时流出者，则为病态。

一、诊断

（一）病史

可有习惯于被褥过于温暖沉重，或内衣裤过紧史；或膀胱过度充盈史；或有生殖器炎症史，如包皮龟头炎、前列腺炎、精囊炎等炎症；常有情志内伤，久嗜醇酒厚味史；或有沉迷于色情书籍、图片、影视史；或有手淫过度及性交过度史等。

（二）临床表现

已婚男子在每周已有1次或以上性生活的情况下，无人为刺激时仍出现精液自行遗泄。或未婚成年男子频繁出现精液遗泄，每月4次以上，并伴有不适者，病情持续1个月以上者可诊断为遗精。常伴见头晕、耳鸣、健忘、心悸、腰酸、精神萎靡等症状。

（三）体征

可有包皮过长、包茎、包皮炎等；直肠指诊：可有前列腺肿大、压痛等。

（四）辅助检查

前列腺B超、精液常规与前列腺液检查可助病因诊断。

二、鉴别诊断

1. **溢精** 溢精是指性生理成熟、无性伴侣的阶段每月遗精1~2次，此为正常的生理现象，无需治疗。遗精是不因性活动（包括性交、手淫等方式）而精液频繁泄出，属病理现象。

2. **早泄** 遗精是不因性生活而精液频繁泄出，当进行性交时射精是完全正常的。早泄则是性交之始或性交之前精液即已泄出，影响进行正常性生活或性生活不满意。临床中，许多早泄患者多有遗精病史，或与遗精并存，而遗精者则很少有早泄史，早泄多是遗精进一步发展的结果。

3. **精浊** 精浊多在排尿终末或排大便时有少许白色液体从尿道口滴出，往往伴有尿频尿急或尿痛、会阴与下腹不适等。遗精则多发生在睡眠中，或在清醒状态下发生，伴有射精感，量较多，较黏稠，一般无疼痛。

4. **膏淋** 以小便浑浊如米泔样，且排尿时尿道热涩疼痛，见于西医学的乳糜尿与男性泌尿生殖系某些炎症性疾病。

5. 尿道旁腺和球腺分泌物　成年男子在性兴奋后会有少许清澈透明黏液从尿道口溢出，可以像女性排卵期的白带一样拉成丝，多在阴茎勃起后出现，此为尿道旁腺与球腺分泌物，主要起润滑作用，并非遗精与早泄。

三、辨证论治

辨虚实：初病多为实，久病多为虚；体壮多为实，体弱多为虚。结合舌脉症辨之。

明脏腑：细查病因、病史、症状、舌脉，一般而言，劳心过度、欲念无穷所致多为心病；体虚多病、滑泄不固者病多在脾肾；湿热者病多在肝。

审寒热：伴见口干口苦、溲黄便结、舌红苔黄或腻、脉数者为热证；伴见口淡不渴、尿频清长、舌淡苔白、脉缓者为寒证。

分阴阳：阴虚者多伴见头晕耳鸣、目眩腰酸、舌红少苔、脉细数；阳虚者多伴有畏寒肢冷、面色少华、舌淡苔白、脉沉细。

1. 阴虚火旺证

（1）主症：①夜寐不实，多梦遗精，阳兴易举；②五心烦热；③舌质红，苔黄；④脉细数。

（2）次症：①头晕耳鸣；②面红升火。

治法：养阴清火，交通心肾。

方药：大补阴丸（《丹溪心法》）加减。

知母、黄柏、熟地黄、龟甲、猪脊髓。

中成药：知柏地黄丸，口服，每次 6g，每日 3 次。

2. 湿热下注证

（1）主症：①有梦遗精频作；②小便短黄而浑或热涩不爽；③口苦烦渴；④舌红，苔黄腻，脉滑数。

（2）次症：①尿后有精液外流；②阴囊潮湿。

治法：清热利湿，健脾升清。

方药：萆薢巩堤饮（庞保珍经验方）。

萆薢、黄柏、茯苓、车前子、莲子心、牡丹皮、石菖蒲、白术、苍术、牛膝。

中成药：龙胆泻肝丸，口服，每次 6g，每日 2 次。

3. 心脾两虚证

（1）主症：①遗精遇思虑或劳累过度而作；②心悸健忘；③食少便溏。

（2）次症：①头晕失眠；②面黄神倦；③舌质淡，苔薄白，脉细弱。

治法：益气补血，健脾养心。

方药：归脾汤（《严氏济生方》）加减。

人参、白术、当归、茯苓、黄芪、龙眼肉、远志、酸枣仁、木香、炙甘草、生姜、大枣。

中成药：归脾丸，口服，每次 9g，每日 3 次。

4. 肾虚不固证

（1）主症：①遗精频作，甚则滑精；②腰酸膝软。

（2）次症：①头晕目眩，耳鸣；②健忘；③心烦失眠。肾阴虚者，兼见颧红，盗汗，舌红，苔少，脉弦数；肾阳虚者，可见阳痿早泄，精冷，畏寒肢冷，面色㿠白。舌淡，苔白滑，舌边齿印，脉沉细。

治法：补益肾精，固涩止遗。

方药：强肾长城丹（庞保珍经验方）

芡实、莲须、金樱子、沙苑子、煅龙骨、煅牡蛎、莲肉、菟丝子、山萸肉。

中成药：金锁固精丸，口服，每次 6g，每日 3 次。

四、预防与调摄

1. 正确认识生理性遗精现象，避免心理上不必要的负担。

2. 向青少年进行性教育。宣讲性生理卫生知识，提倡性道德，尤其不看色情书画、影视等，树立正确的性观念。

3. 消除恐惧心理，树立战胜疾病的信心。

4. 适量运动。劳逸结合，适当参加体力劳动和体育锻炼。

5. 节制性生活。

6. 少进酒、茶、椒、葱、蒜、姜等刺激食物；不用烫水洗澡，睡时宜取屈膝侧卧位；被褥不宜过厚、过暖，内裤宜穿着宽松。

7. 包皮过长者，应做包皮环切术；有龟头炎、前列腺炎、精囊炎等疾病者应及时诊治。

8. 病后切忌滥投补涩之剂。

第三节　早泄

早泄是指男子的阴茎未插入阴道、插入阴道时或阴茎在插入阴道后不足 1 分钟即发生射精，致使性功能正常的妻子在性交中不能达到性欲高潮和性满足，且持续 1 个月以上者。早泄又称为射精过早症。

中医古籍称"鸡精"。其发病率约为 9% ~ 42%。

一、诊断

（一）病史

可有酒精中毒、脊髓损伤史；过快手淫史：手淫并不直接引起早泄，但如手淫时由于在家中或宿舍内、卫生间内，怕被父母或外人知道，总是尽快结束手淫，久而久之就会形成快速射精的习惯，导致早泄；长期采用体外排精避孕史；服用兴奋剂或作用于神经系统对射精有影响的药物史等。

（二）临床表现

有以下症状之一，且持续 1 个月以上者，可诊断为早泄：阴茎未插入阴道、插入阴道时或阴茎在插入阴道后不足 1 分钟即发生射精，致使性功能正常的妻子在性交中不能达到性欲高潮和性满足者。

（三）体征

可有前列腺增大等体征，有的可无体征。

（四）辅助检查

1. 实验室检查　前列腺液及精液常规分析，有助于生殖系统炎症的诊断。

2. 神经系统检查　阴茎震动阈值测定、阴茎背神经躯体性感觉诱发电位测定、球海绵体反射潜伏期测定等，有条件者可以有选择地进行检查，有助于了解阴茎神经反射情况。

二、鉴别诊断

1. 阳痿　阳痿是阴茎不能勃起，或起而不坚，不能进行正常性交为特征；而早泄勃起功能正常，未交即泄，或乍交即泄为其特点。

2. 遗精　遗精是在无性交状态下的精液自遗自泄，当进行性交时射精可以是完全正常的，临证有有梦之遗和无梦之遗；早泄则是在进行性交时，阴茎刚插入阴道或尚未插入阴道即射精，不能完成正常性交。临床中，许多早泄患者多有遗精病史，或与遗精共同存在，而遗精者很少有早泄病史，早泄多是遗精进一步发展的结果。

三、辨证论治

辨虚实：一般年轻者多为实证，年高者多为虚证；初病多实，久病多虚；身体健壮者为实，身体羸弱为虚，临证要根据舌脉与证候进行辨证，有些患者为虚实夹杂。早泄一病，以虚证为多，或虚实夹杂。早期多属实证。

明脏腑：一般而言，年轻与新婚者多病在心、肝，年高体弱、久病多病者多责之于脾、肾。临证应根据病情进行辨证。

审寒热：泄精快，阳事易兴，口苦咽干，心烦，小便黄赤，淋浊，阴囊湿痒，舌红苔黄，脉滑数者为热证；潮热，盗汗，腰膝酸软，舌红少苔，脉细数则为阴虚火旺之证；性欲减退，勃起困难，泄精快，腰膝酸软，小便清长，夜尿频多，舌淡苔白，脉沉细者为寒证。

分阴阳：阴虚者多伴见头晕目眩、耳鸣腰酸、易举易泄、舌红苔少、脉细数；阳虚者多伴见面白少华、畏寒肢冷、性欲减退，舌淡苔白、脉沉迟。

1. 肝经湿热证

（1）主症：性欲亢进，射精过早。

（2）次症：①头晕目眩，口苦咽干；②小便黄赤；③舌质红，苔黄腻，脉弦数。

治法：清热利湿。

方药：龙胆泻肝汤（《医方集解》）加减。

龙胆草、黄芩、栀子、柴胡、泽泻、萆薢、车前子、当归、生地黄、生甘草、黄柏。

中成药：龙胆泻肝丸，口服，每次 3～6g，每日 2 次。

2. 阴虚阳亢证

（1）主症：阳事易举，早泄。

（2）次症：①滑遗；②虚烦不寐；③腰膝酸软，潮热盗汗；④舌红，苔少，脉细数。

治法：滋阴降火。

方药：大补阴丸（《丹溪心法》）合大补元煎（《景岳全书》）加减。

人参、生地、熟地、山药、山茱萸、杜仲、当归、枸杞子、炙甘草、金樱子、龟板、黄柏、知母。

中成药：知柏地黄丸，口服，每次 8 丸，每日 3 次。

3. 肾气不固证

（1）主症：性欲减退，早泄。

（2）次症：①遗精，甚则阳痿；②腰膝酸软，精神萎靡；③夜尿多；④舌淡，苔白，脉沉弱。

治法：益肾固精。

方药：济肾锁金丹（庞保珍经验方）。

附子、肉桂、熟地黄、山茱萸、山药、牡丹皮、茯苓、泽泻、桑螵蛸、五味子。

中成药：金锁固精丸，口服，每次 6g，每日 3 次。

4. 心脾虚损证

（1）主症：早泄。

（2）次症：①肢体倦怠，面色不华；②心悸短气，健忘多梦；③舌淡，脉细。

治法：健脾养心。

方药：归脾锁精汤（庞保珍经验方）。

黄芪、党参、当归、龙眼肉、白术、柴胡、茯神、远志、酸枣仁、炙甘草、山药、芡实。

中成药：归脾丸，口服，每次 9g，每日 3 次。

四、预防与调摄

1. **普及性知识**　由于早泄与性知识缺乏等因素有关，因此，应让成年人尤其是新婚夫妇了解有关的性知识，注意夫妻间的相互配合与鼓励，消除性交前的恐惧心理。

2. **改善性生活环境**　性生活环境要力求安静、安全。

3. **掌握性技巧**　延长性交前与性交过程中的爱抚时间，避免仓促行事，这对预防早泄具有积极作用。

4. **积极预防与及时治疗相关疾病**　积极预防和治疗龟头炎等可能引起早泄的各种疾病。

5. **房事有节**　切勿恣情纵欲，或手淫过度。

6. **起居有常，饮食有节**　规律作息，不过食肥甘辛辣，以免湿热内生，加重病情，适量食用含锌元素、精氨酸、钙元素、维生素等的食材，以补充性腺所需的营养元素。

7. **重视夫妻沟通**　注意夫妻及时沟通，女方需体贴、安慰，不能责难、威胁男方，多鼓励以助男方重树信心。

8. **调节情志**　调畅情志，心态平和，恬淡虚无，怡情养心。

第四节　不射精症

　　不射精症是指成年男子在性活动中阴茎可正常勃起，阴茎插入阴道并作抽动，且性交能持续足够时间，但无性高潮，不能在阴道内射精的病症。

　　古籍中曾对此有"射精不出""精瘀""能交接而不施泄"等记载。如巢元方《诸病源候论·虚劳无子候》曰："泄精精不射出，但聚于阴头，亦无子。"目前，中医男科称为精闭。

一、诊断

（一）病史

　　了解有无生殖系统先天解剖异常、糖尿病、脊髓受伤等病史，有无经尿道介入治疗操作史，或其他有可能影响射精功能的手术史，有无影响性高潮的疾病或用药史。

（二）临床表现

　　1. 原发性不射精症　在正常性交状态下，从未在阴道内射精，为原发性不射精。

　　2. 继发性不射精症　在正常性交状态下，有 1 次及以上在阴道内射精，但以后未能在阴道内射精，为继发性不射精。

3. **功能性不射精症**　与配偶阴道内性交时不能射精，但其他方式的性刺激或其他性生活有射精或有遗精，为功能性不射精。

4. **器质性不射精症**　无论阴道内性交还是其他方式性刺激均不能射精，且从未遗精，为器质性不射精。

（三）体征

应仔细检查阴茎包皮发育状况，睾丸的大小、硬度、附睾、输精管的情况，并做直肠指检了解前列腺及精囊的大小、质地和有无触痛。

（四）辅助检查

体检外生殖器官发育是否正常，检查前列腺液常规、尿常规，B超检查精囊、前列腺，怀疑颅内病变者应做颅脑部CT或MRI检查；对疑有腰椎、胸椎、骶椎病变的患者，可做椎管造影术或CT扫描。

二、鉴别诊断

1. **射精无力**　不射精者无精液排出，也无射精动作与快感；射精无力者有精液排出，但射精的动作与快感不强烈，而是精液缓慢流出。

2. **阴茎异常勃起**　不射精者性兴奋时阴茎能正常勃起，而阴茎异常勃起一般不因性刺激引起；不射精者性兴奋时没有精液射出，而阴茎异常勃起者射精后仍然持续勃起。

3. 逆行射精　二者均为性生活时无精液排出。但不射精是性生活时无快感、无性高潮、无精液射出；逆行射精是性生活时有性高潮、有射精的感觉，但无精液排出体外，为精液逆行射入膀胱的一种病症。

三、辨证论治

不射精症临床表现复杂，早期多为实证，后期多为虚证或虚实夹杂，各证型之间可以相互转化，或合而为病，但病位大多在于心、肝、脾、肾四脏。其总病机是各种原因导致的精关阻滞不通和开启失司，前者多实，后者多虚。

1. 肝郁气滞证

（1）主症：①阴茎勃起坚硬，交而不射；②少腹及睾丸胀痛，烦躁易怒；③胸胁胀满；④善太息。

（2）次症：①情志抑郁；②梦中可有遗精；③舌质淡红，苔薄白，脉弦。

治法：疏肝解郁，通精开窍。

方药：开郁启窍丹（庞保珍经验方）。

柴胡、枳壳、香附、白芍、川芎、路路通、石菖蒲、当归、白术。

中成药：逍遥丸，口服，每次 6~9g，每日 2 次。

2. 瘀血阻滞证

（1）主症：①射精不能；②舌质紫黯或有瘀斑。

（2）次症：①阴部胀痛；②胸闷不舒；③心烦易怒；④舌苔薄，脉沉涩。

治法：活血化瘀，行气通窍。

方药：逐瘀通关丹（庞保珍经验方）。

水蛭、蜈蚣、昆布、牛膝、当归、白芍、柴胡、枳壳、桔梗、石菖蒲。

中成药：血府逐瘀口服液，口服，每次2支，每日3次。

3. 湿热蕴结证

（1）主症：①阴茎勃起，久交不射；②口苦黏腻；③小便短赤，阴囊潮湿；④舌质红，苔黄腻，脉滑数。

（2）次症：①遗精；②胸脘痞闷；③食少纳差；④尿后白浊。

治法：清热利湿，通精利窍。

方药：萆薢分清饮（《医学心悟》）加减。

萆薢、黄柏、石菖蒲、茯苓、白术、莲子心、丹参、车前子。

中成药：龙胆泻肝丸，口服，每次3~6g，每日2次。

4. 阴虚火旺证

（1）主症：①射精不能；②性欲亢进；③舌红少苔，脉细数。

（2）次症：①阳强不倒；②性情急躁，心烦少寐；③溲黄便干。

治法：滋阴降火，壮水启窍。

方药：大补阴丸（《丹溪心法》）加减。

生地、鳖甲、龟板、知母、黄柏、牛膝、地鳖虫、栀子、龙胆草、木通。

中成药：知柏地黄丸，口服，大蜜丸每次1丸，每日2次。

5. 命门火衰证

（1）主症：①射精不能；②性欲减退；③腰下冷凉，腰膝酸软。

（2）次症：①阴茎勃起正常或不持久；②精神不振；③舌质淡，苔白；④脉沉细。

治法：温补命门，益火开窍。

方药：温射突泉丹（庞保珍经验方）。

附子、肉桂、山药、熟地黄、山茱萸、杜仲、巴戟天、淫羊藿、牡丹皮、王不留行、木通。

中成药：佳蓉片，口服，每次5片，每日3次；或龙鹿胶囊，口服，每次5粒，每日3次，早饭前2小时用淡盐水送服。

四、预防与调摄

1. **加强性科普教育** 加强性科普知识宣传，尤其注意婚前性教育和性指导，掌握生殖器解剖结构、性知识、性技巧，了解与掌握正常的性交方法、性反应过程。

2. **家庭和睦** 建立健康和谐的家庭环境。注意夫妻之间的相互体贴、配合，一旦出现不射精等性功能障碍不应相互责备、埋怨，而应尽量找出原因，夫妻共同就诊，配合治疗。

3. **健康的生活方式**　注意生活作息要有规律，适当运动，不要过劳，适量饮食，注意荤素搭配，适量运动等。

4. **房事有节**　应节制房事，若性生活过频或手淫过度，均可使射精中枢兴奋过度而衰竭，造成射精困难。

第二章
不育症

第一节　精液不液化

离体精液在 25～37℃室温条件下超过 60 分钟仍不液化者，称为精液不液化。由于精液凝固不化，使精子发生凝集或制动，减缓或抑制了精子的正常运动，使其不能通过宫颈而致不育。

中医称精液不液化症为"精凝"。

一、诊断

（一）病史

多有前列腺炎史。可有发热、医源性影响、手术史、泌尿道感染、性传播疾病史等。

（二）临床表现

临床表现可有附属性腺炎症的临床表现，主要是慢性前列腺炎的相关症状。也可毫无症状，而在因不育就诊，进行精液检查时发现。

（三）体征

可有慢性前列腺炎的体征。

（四）辅助检查

实验室检查属于单纯的精浆异常。正常精子但伴有精浆黏稠度异常。液化时间是指新鲜排出的精液从胶冻状转变为自由流动状态所需的时间，正常应小于 60 分钟。黏稠度的判定：

1. **玻璃棒法** 将玻璃棒与精液标本接触，提棒时可拉起黏丝，形成不连续的悬滴，正常时 25℃下 30 分钟，液滴形成 <2cm 的长丝，新鲜排出的精液迅速凝成胶冻状，然后逐渐液化。对 30 分钟不液化精液进行检测，结果分 3 度：Ⅰ度：30 分钟精液基本液化，用吸管吸取精液出现细丝状黏稠丝；Ⅱ度：60 分钟不能液化，吸取精液出现粗大的黏稠丝，涂片时有黏稠感；Ⅲ度：24 小时后精液不液化，吸取精液时难于吸出，黏稠性高，精液涂片困难。

2. **黏度计法** 黏度计法是采用毛细管测定计测定 0.5ml 精液完全通过毛细管所需的时间。这种毛细管长 93cm，内径有 0.725mm 和 0.625mm 两种。测定时将精液倒入管内 1.0ml 水平刻度，用秒表计算 0.5ml 精液通过的时间。黏度计法测定有生育力男性精液的黏稠度为（17.0±4.7）s/0.5ml 精液（内径为 0.725mm）、（49.8±42.8）s/0.5ml 精液（内径为 0.625mm）。

二、鉴别诊断

精子凝集症 由于存在精子抗体，导致精子自身凝集，通过精子凝集试验与性交后试验均见精子凝集者为精子凝集症。本病为免疫性不育，试管玻片凝集、明胶凝集、浅盘凝集等试验，都可检测出抗精子抗体，性交后精子凝集试验呈阳性，而精液不液化者是有时可见精子黏团物，但精子凝集试验阴性。

三、辨证论治

辨虚实寒热：属虚热证者，多为肾阴亏虚，阴虚火旺，伴见头晕耳鸣，五心烦热，盗汗遗精，舌红少苔，脉细数；属虚寒证者，多为肾阳不足，命门火衰，伴见腰膝酸软，肢体畏寒，神疲困倦，性欲低下，舌淡胖苔白，脉细无力。

1. 肾阴虚证

（1）主症：①婚久不育，精液黏稠不液化；②头晕耳鸣，腰膝酸软，五心烦热，口干盗汗；③舌质红，少苔或无苔，脉细数。

（2）次症：①精子数、精子存活率、精子活动力正常或异常；②失眠健忘；③性欲不减。

治法：滋阴降火。

方药：知柏地黄丸（《医宗金鉴》）加减。

知母、黄柏、乌梅、生地黄、熟地、白芍、麦冬、甘草、牡丹皮、女贞子。

中成药：知柏地黄丸，口服，大蜜丸，每次1丸，每日2次。

2. 肾阳虚证

（1）主症：①婚久不育，精液黏稠而不液化；②腰膝酸软，畏寒阴冷；③夜间多尿，小便清长。

（2）次症：①精子数、精子存活率、精子活动力正常或异常；②阳痿早泄；③舌质淡，苔薄白，脉细弱。

治法：填精益气，温肾散寒。

方药：右归丸（《景岳全书》）加减。

熟地、山药、枸杞子、山茱萸、川牛膝、菟丝子、鹿胶、龟胶、淫羊藿、丹参。

中成药：佳蓉片，口服，每次 5 片，每日 3 次；或龙鹿胶囊：口服。每次 5 粒，每日 3 次；或海龙胶口服液，口服，每次 40ml（2 支），每日 1～2 次。

3. 湿热下注证

（1）主证：①婚久不育，精液黏稠不液化，精液腥臭黄浊；②小便灼热刺痛，频数淋漓，黄赤混浊，甚则尿血，或小腹拘急；③舌苔黄腻，脉濡数或滑数。

（2）次症：①精子数、精子存活率、精子活动力正常或异常；②精液内有脓、白细胞；③身倦嗜睡。

治法：清热利湿，滋阴降火。

方药：清滋赞育丹（庞保珍经验方）。

知母、黄柏、熟地黄、山药、山茱萸、茯苓、牡丹皮、车前子、栀子、萆薢、滑石、淫羊藿。

中成药：龙胆泻肝丸，口服，每次 3～6g，每日 2 次。

4. 痰瘀互结证

（1）主证：①婚久不育，精液量少，黏稠不液化，死精子较多；②多素有痰湿，形体肥胖；③舌黯红有瘀斑，苔腻，脉弦涩。

（2）次症：①面色黧黑，或皮肤色素沉着；②会阴、小腹坠胀痛，或射精时刺痛；③肢体困倦，神疲气短，头晕心悸。

治法：化痰祛瘀，通利精道。

方药：导痰逐瘀丹（庞保珍经验方）。

苍术、白术、半夏、茯苓、车前子、莱菔子、萆薢、水蛭、路路通、枳实、石菖蒲。

中成药：丹黄祛瘀胶囊，口服，每次2～4粒，每日2～3次。

四、预防与调摄

1. 普及性知识，婚前戒过度手淫，婚后勿纵欲。

2. 合理膳食，禁食辛辣。

3. 积极防治泌尿生殖系感染。

4. 不要久坐。

5. 适当锻炼，增强体质。

第二节　白细胞精液症

白细胞精液症又名脓精症、脓性精液症。世界卫生组织定义白细胞精液症：精液中的白细胞数超出临界值。世界卫生组织（WHO）将过氧化物酶阳性细胞浓度的临界值定为$1.0 \times 10^6/ml$。

西医的白细胞精液症相当于中医的"脓精"。中医认为湿、热、毒是其主要病因，基本病机为湿热积毒，侵袭精室，化腐成脓或阴虚火旺而致脓精。治疗当清热利湿，解毒排脓或滋阴清热。

白细胞精液症是男性不育患者中常见的一种病症，西医认为与泌尿生殖系统的感染有关。大多是由于生殖系统如附睾、精囊、前列腺、输精管等炎症引起，其中较为常见的是急、慢性前列腺炎。近来性病的发病率呈逐渐上升趋势，其中由解脲支原体和衣原体引起非淋菌性生殖道炎的比率最高。引起白细胞精液症的原因主要是由于微生物毒素、精液中的白细胞增高以及生殖系统感染导致精液生化改变，从而对精子质量产生损害。

一、诊断
（一）病史
大多患者有生殖系统如附睾、精囊、前列腺、输精管等炎症病史，其中较为常见的是急、慢性前列腺炎史。

（二）临床表现

不育患者精液检查发现精液中的白细胞数超出临界值（1.0×10^6/ml），可伴有精液不液化或精子数量减少。主要临床表现是不育，精液黏稠，色黄或腥臭，或小腹部、会阴不适或灼痛，射精痛，射精后阴茎或尿道口灼热不适，小便赤涩；或有腰膝酸软，五心烦热，口干咽燥，潮热盗汗，头昏耳鸣等症状。

（三）体征

前列腺触诊：可见腺体饱满，或软硬不均，或有炎性结节，或质地较韧，可有局限性压痛。附睾、睾丸可有肿胀、触痛，尿道外口可有脓性分泌物等。

（四）辅助检查

白细胞精液症的诊断主要依据是精液实验室检查。精液常规检查为必做的检查，可做前列腺液常规检查；可酌情进一步做精液、前列腺液的生化检测与细菌培养等。若精液果糖水平降低，提示精囊病变严重；若细菌培养出现阳性结果，可为抗生素治疗提供可靠的依据。

小便常规检查了解有无白细胞、红细胞等。

B超检查了解睾丸、附睾、前列腺、精囊、精索有无异常。

二、鉴别诊断

精液不液化　精液排出体外 60 分钟后精液不液化或含不液化凝块，可有少量的白细胞，但无脓细胞。除前列腺、精囊炎症外，体温、睾丸功能、内分泌异常等也影响精液液化。

三、辨证论治

精液中的白细胞数超出临界值者，称为脓精。

脓精是因精室伏热，肝经湿热等所致。以精液混浊、色黄，甚或有脓细胞，影响生育力为主要表现的肾系疾病。

辨明虚实：本病初起多因湿热下注，热毒内蕴，扰动精室，化腐酿脓，湿热毒邪腐精为脓，可因湿热偏盛或热毒偏盛所致，为实证；病久湿热伤阴，阴虚火旺，虚火伤精，为虚证。

1. 湿热下注证

（1）主症：①婚久不育，精液浓稠，味腥臭；②精液中的白细胞数超出临界值；③阴囊湿痒，舌质红，苔黄腻，脉濡数或滑数。

（2）次症：①伴口苦咽干，胸胁痞满；②少腹或会阴部不适。

治法：清热利湿，解毒排脓。

方药：龙胆泻肝汤（《医方集解》）合五味消毒饮（《医宗金鉴》）加减。

龙胆草、黄柏、栀子、车前子、泽泻、金银花、连翘、蒲公英、紫花地丁、赤芍、丹皮。

中成药：龙胆泻肝丸，口服，每次 3～6g，每日 2 次。

2. 阴虚火旺证

（1）主症：①婚久不育，精液量少黄稠；②精液中的白细胞数超出临界值；③潮热盗汗，五心烦热；④舌红，少苔，脉细数。

（2）次症：①形体羸瘦；②性欲亢进；③早泄。

治法：滋阴泻火，解毒生精。

方药：地知衍精汤（庞保珍经验方）。

知母、黄柏、熟地黄、山茱萸、山药、车前子、泽泻、牡丹皮、土茯苓、败酱草、红藤。

中成药：知柏地黄片，口服，每次 6 片，每日 4 次。

四、预防与调摄

1. 积极预防与治疗生殖系炎症。

2. 禁食辛辣厚味，戒烟酒。

3. 适当锻炼，增强体质。

4. 房事有节，既不纵欲，也不禁欲。

第三节　少精子症

　　射出体外的精液中有精子，但精子总数（或精子浓度）低于正常生育力男性精液检查参考值下限。根据《世界卫生组织人类精液检查与处理实验室手册》（第 5 版）的参考值，禁欲 2~7 天，2 次或以上精液分析结果显示每次射精的精子总数 $<39 \times 10^6$（或精子浓度 $<15 \times 10^6/ml$），而精子活动率、精子正常形态率等参数正常，为少精子症。该症统属中医的"精少""精清""精薄"等病证。精子密度对生育力的影响较大，而精子计数并非恒定不变，在各种客观因素的影响下，同一个体在不同时间和不同环境，可以出现完全不同的结果。这些因素包括禁欲时间、身体状况、精神因素、休息好坏、检验技术等。故一般认为必须连续检查三次以上，方能做出定论。在判断患者生育能力时，应将精子存活率、精子活动力、精子畸形率等各项指标予以综合分析，才能得出比较正确的结论。

　　中医认为少精子症多因先天禀赋不足；或房劳太过，损伤肾精；或大病久病，气血两亏，肾精化源亏乏，最终导致肾精不足而成本病，或因湿热下注、气滞血瘀导致本病。本病在男性不育中最为常见，中医辨证治疗效果较为满意。

一、诊断

（一）病史

可有久处于热环境或污染环境（如有害金属、放射性物质、烟雾、农药污染环境等）史、应用化学药物与放射治疗史、先天性和后天性睾丸疾病史、精索静脉曲张病史等。

（二）临床表现

可有原发病变的症状，或中医证候的相关表现，或毫无症状，但可有舌苔脉改变。常因不育而就诊，在精液分析时才发现精子密度低于正常范围。

（三）体征

可有原发病变的体征，或毫无体征。

（四）辅助检查

实验室检查精子密度低于正常值范围。若精子密度小于 $20 \times 10^6/ml$，而不符合其他诊断者，诊断为特发性少精子症。

二、鉴别诊断

1. **精索静脉曲张**　精索静脉曲张多见于 20~30 岁的青壮年，发病率为 10%~15%；在不育男子中可达 20%~30%；一般无明显不适，仅在体检时发现。较重者感觉阴囊肿大坠胀不适，睾丸或小腹胀痛等。生殖器检查：患者取立位，见阴囊部肿大且下垂，多数左侧低于右侧，皮肤松弛而不光滑；静脉丛扩张、弯曲、伸长。触诊时可扪及蚯蚓曲张静脉团，质软，平卧时消散，站立时再度充盈。平卧时如不消失，则为症状性精索静脉曲张，应进一步检查肾脏。B 超检查提示蔓状静脉的直径 >2 ~ 3mm，被视为异常。瓦尔萨尔瓦动作（Valsalva maneuver）时精索静脉内血液逆流也是一个重要的影像学特征。精索静脉曲张影响精子的数量和质量，降低生育能力。精索静脉曲张伴有精液质量异常，才能作为不育的原因。

2. **睾丸下降不全** 双侧睾丸没有下降，如不进行治疗有可能造成不育，而单侧睾丸下降不全即便是加以治疗也通常会降低生育能力。青春期前的正规治疗有时可以预防出现生育问题。

3. **睾丸的炎症、外伤、扭转** 流行性腮腺炎导致的睾丸炎，有些终生不育，有些需 2 年之久才能恢复。青春期前患腮腺炎和没有引起睾丸炎的腮腺炎，一般不影响生育力。外伤后导致的睾丸萎缩为引起不育的明显指征。严重外伤，即使单侧，也可能损伤血 - 睾屏障，导致抗精子抗体产生。睾丸扭转引起不育较为少见，如果治疗及时（在症状出现的 6 小时内手术），不会出现生育问题。若青春期前儿童或青少年突发急性阴囊疼痛、肿胀，应高度怀疑睾丸扭转。

4. **Y 染色体微缺失（AZF 缺失）** 对于睾丸体积缩小而精子密度低于（5 ~ 10）× 10^6/ml 的不育男子，需要进行性染色体及常染色体数目和结构异常的筛查分析加以鉴别。

三、辨证论治

辨虚实：肾精亏虚、肾阳虚、气血两虚属虚证；湿热下注、气滞血瘀为实证。多数表现为虚实夹杂。

明病位：因郁、怒等情志所伤者，病位在肝；湿热痰湿，淤精败血所致者，其病位多在精室精窍；但均能影响肾的生精、调摄及输送功能。

1. 肾精亏虚证

（1）主症：①婚久不育，精子减少；②腰膝酸软；③头晕耳鸣，咽干盗汗。

（2）次症：①神疲乏力；②精液量少或稀薄；③健忘；④舌淡，苔白，脉弱。

治法：滋肾填精

方药：添精赞育丹（庞保珍经验方）。

黄精、鹿角胶、制首乌、菟丝子、桑椹、枸杞子、山茱萸、淫羊藿、续断、生地黄、当归、车前子。

中成药：佳蓉片，口服，每次5片，每日3次；或蚕蛹补肾胶囊，饭后口服，每次2粒，每日2次；或至宝三鞭丸，口服，小蜜丸每次1盒，每日1次，早饭前或临睡前用温开水送服。

2. 肾阳虚证

（1）主症：①婚久不育，精子数目减少；②畏寒肢冷，腰膝酸软；③小便清长，夜尿频多。

（2）次症：①全身乏力；②性欲减退，阳痿；③舌质淡，苔白，脉沉细或沉迟。

治法：温肾壮阳。

方药：右归丸（《景岳全书》）加减。

熟地、山药、山茱萸、枸杞子、鹿角胶、菟丝子、杜仲、当归、肉桂、淫羊藿、巴戟天。

中成药：佳蓉片，口服，每次 5 片，每日 3 次；或龙鹿胶囊，口服，每次 5 粒，每日 3 次；或海龙胶口服液，口服，每次 40ml（2 支），每日 1~2 次。

3. 气血两虚证

（1）主症：①婚久不育，精子数目减少；②面色萎黄，爪甲苍白；③神疲乏力，心悸气短。

（2）次症：①失眠多梦；②舌淡胖嫩，脉细而弱。

治法：补益气血。

方药：八珍种子丸（庞保珍经验方）。

熟地黄、当归、白芍、川芎、人参、白术、茯苓、甘草、续断、淫羊藿、菟丝子。

中成药：复方阿胶浆，口服，每次 20ml，每日 3 次。

4. 湿热下注证

（1）主症：①婚久不育，精子数目减少，精液黏稠而不液化；②舌质红，苔黄腻，脉滑数。

（2）次症：①口苦咽干；②胸胁胀满；③少腹或会阴不适。

治法：清热利湿，兼补阴精。

方药：龙胆泻肝汤（《医方集解》）加减。

龙胆草、黄柏、栀子、黄芩、生地、萆薢、薏苡仁、车前子、茯苓、牡丹皮、熟地黄、山药。

中成药：龙胆泻肝丸，口服，每次 3～6g，每日 2 次。

5. 气滞血瘀证

（1）主症：①婚久不育，精子数目少；②面色紫黯，皮肤粗糙；③茎中刺痛；④舌黯红或有瘀斑，脉弦涩。

（2）次症：①精液量少；②少腹不适。

治法：行气活血，化瘀生精。

方药：血府逐瘀汤（《医林改错》）加减。

桃仁、红花、赤芍、川芎、当归、枳壳、柴胡、路路通、川牛膝、鸡血藤。

中成药：血府逐瘀口服液，口服，每次 1 支，每日 3 次。

四、预防与调摄

1. 及时积极治疗原发病。比如及早发现和治疗精索静脉曲张、隐睾等泌尿生殖系疾病。

2. 改变不健康的生活方式。尽量避免高温环境生活与工作、电辐射、长期泡温泉、洗桑拿等；不要久坐、长时间骑自行车；不要穿紧身衣裤等。

3. 饮食有节，忌食辛辣肥甘厚味，宜既清淡又富有营养，不食用对生精功能有损害作用的食物，如粗制棉籽油、芹菜等。

4. 树立良好性观念，手淫有度，房事有节，忌恣情纵欲。

5. 适当锻炼，增强体质。

6. 孩子出生后及时接种疫苗，尤其要注意腮腺炎疫苗的接种。

第四节 畸形精子症

本病是指射出精液中正常形态精子百分率低于正常生育男性参考值下限。根据《世界卫生组织人类精液检查与处理实验室手册》（第5版）有关精子形态学的评估标准，精子正常形态率的参考值下限为4%。中医学无此病名，属于中医"无子"或"不育"范畴。

中医认为畸形精子症的发病，多责之于肾，或肾阳虚，或肾阴虚，或阴虚火旺，还可因湿热瘀阻为患。治疗当分虚实，补肾祛邪。

西医认为睾丸发育异常与精索静脉曲张是常见的病因，精神性应激反应、内分泌、血管、神经系统疾病等均可能导致异常精子的发生。此外，烟酒、高温、慢性中毒等也是引起精子畸形的重要原因。

一、诊断

（一）病史

可有烟酒过多史、久处高温史、精索静脉曲张史、睾丸炎等病史。

（二）临床表现

射出精液中正常形态精子百分率低于正常生育男性参考值下限，且不符合其他诊断者，可诊断为本病。本病临床表现不一，有的无任何不适症状，有的伴有腮腺炎后睾丸炎、前列腺炎、精囊炎、精索静脉曲张与性功能障碍等症状。可表现为阴囊、会阴、少腹、腰骶部一个或多个部位的疼痛或不适，或血精，或阳痿、早泄，或尿频、尿痛、尿不尽等症状。

（三）体征

可有睾丸炎、前列腺炎、精索静脉曲张等体征，或无任何体征。

（四）辅助检查

1. 精液分析　若通过精子染色，镜下正常形态精子低于 4% 者。即可诊断。

2. 其他辅助检查　酌情进一步系统检查，如精液支原体、衣原体、精浆生化分析、精浆弹性硬蛋白酶测定等。

二、鉴别诊断

1. 死精子症　死精子症是指精子存活率降低，精液中无活动精子或死亡精子超过 WHO 正常值的病症。

2. 精子凝集　精子凝集是由于精子抗原与精子抗体发生抗原抗体反应，导致精子头对头、尾对尾或头对尾集结在一起。而精子畸形是指单个精子形态异常，以及精液中形态异常的精子数目超过 WHO 精液检验正常值。

三、辨证论治

本病临床以虚证为主，病位主要在肾，病因多为肾虚与湿热，肾虚当辨明阴阳，故辨证宜分清阴阳虚实。辨虚实，湿热下注属实，阴虚火旺、肾阳虚属虚。分阴阳，肾阳虚者，精液多兼见腰膝酸冷，肢体畏寒，夜尿频作，小便清长，舌质淡，脉沉细迟；阴虚火旺者，精液多稠而量少，兼见五心烦热，潮热盗汗，舌质红，舌苔薄，脉细数。

1. 肾阳虚证

（1）主症：①婚久不育，精液清冷，精子畸形率高；②腰膝酸软，畏寒肢冷；③小便清长，夜尿频多。

（2）次症：①阳痿早泄；②舌质淡胖，苔薄而滑，脉沉细或沉微。

治法：温补肾阳，赞精助育。

方药：济阳赞育丹（庞保珍经验方）。

巴戟天、菟丝子、仙茅、淫羊藿、肉苁蓉、川断、韭菜子、蛇床子、鹿茸、熟地黄、山茱萸、当归。

中成药：佳蓉片，口服，每次 5 片，每日 3 次；或龙鹿胶囊，口服，每次 5 粒，每日 3 次；或海龙胶口服液，口服，每次 40ml（2 支），每日 1~2 次。

2. 阴虚火旺证

（1）主症：①婚久不育，畸形精子过多；②腰膝酸软，五心烦热；③失眠盗汗，口干咽燥；④舌红，少苔，脉细数。

（2）次症：①精液量少；②遗精、滑精；③形体消瘦；

④头晕耳鸣，健忘。

治法：滋阴补肾，降火益精。

方药：济阴赞精丹（庞保珍经验方）。

熟地黄、山药、山茱萸、牡丹皮、泽泻、五味子、枸杞子、菟丝子、车前子、淫羊藿、知母、黄柏。

中成药：大补阴丸，口服，水蜜丸，每次6g，每日3次；大蜜丸，口服，每次1丸，每日2次；或龟甲养阴片，口服，每次8~10片，每日3次。

3. 湿热下注证

（1）主症：①婚久不育，畸形精子过多；②精液黏稠或不液化；③尿频、尿急、尿痛，小便短赤，或尿道灼热疼痛；④舌红，苔黄腻，脉滑数。

（2）次症：①腰酸；②下肢沉重，神疲乏力；③口苦心烦。

治法：清热利湿，解毒振精。

方药：萆薢分清饮（《医学心悟》）加减。

萆薢、滑石、车前子、薏苡仁、川牛膝、丹参、菟丝子、白术。

中成药：三金片，口服，每日3次，每次3片。

四、预防与调摄

1. 合理膳食，戒烟酒。

2. 积极预防与治疗睾丸疾病。比如病毒性睾丸炎、睾丸结核、睾丸鞘膜积液、前列腺炎、附睾炎等。

3. 注意保护睾丸，免受外伤、高温与 X 线照射等。

4. 房事有节。

5. 适当锻炼，增强体质。

第五节　弱精子症

　　射出精液中前向运动精子百分率低于正常生育男性精液检查参考值下限。根据《世界卫生组织人类精液检查与处理实验室手册》（第5版）的参考值，禁欲2~7天，2次或以上精液分析结果显示前向运动精子百分率<32%，而精子总数或浓度、精子正常形态率等参数正常，为弱精子症。有人统计，精子活力低下所致的不育占整个男性不育的60%~80%，其中，有原发的，也有继发的；有单纯精子活力低下者，也不少伴有其他精液异常等疾病。故弱精子症是男性不育的主要原因之一。

　　由于本病是通过西医化验方法检查进行诊断的，因此，中医学中无"弱精子症"之病名。但可包括在中医的"无子""断续""不育"等范畴。中医认为多因先天禀赋不足，或久病体虚，或房劳过度，致肾阳亏虚，肾精不足，气血亏虚，或嗜食肥甘，湿热内蕴，下注肝经而成。

　　西医认为，弱精子症见于：①附属性腺感染：附睾病变（附睾炎症、输精管结扎后附睾内压增高），精子在附睾中成熟过程受到干扰；精囊病变时，果糖缺乏，精子运动能量不足；前列腺炎时，水解酶分泌降低，精液液化不良，制约精子的活动。②精索静脉曲张：影响精子的生成与活力。③免疫性疾病：生殖道抗精子抗体使精子发生凝集、制动，导致活动能力减退。④环境因素：高温、过度饮酒、吸烟、生殖毒性药物。⑤全身性慢性疾病、身体虚弱影响精子活动力。⑥纤毛不动综合征：有时精子鞭毛异常，如精子鞭毛不动综合征和慢性呼吸系统疾病（包括慢性鼻窦炎、慢性支气管炎与支气管扩张）相关。活性氧产生过多也是造成男性弱精子症的重要病因之一，精液中的白细胞是 ROS 的主要来源。精子活力低下，难以抵达输卵管或无力与卵子结合而不能完成受精过程。

一、诊断

（一）病史

可有附属性腺感染史；精索静脉曲张史；免疫性疾病史；久处环境不良史；纤毛不动综合征史等。

（二）临床表现

临床表现可有原发病变的症状，或毫无症状。

（三）体征

可有原发病变的体征，或毫无体征。

（四）辅助检查

1. 精液分析　是诊断本病的主要依据。射出精液中前向运动精子百分率低于正常生育男性精液检查参考值下限。根据《世界卫生组织人类精液检查与处理实验室手册》（第5版）的参考值，禁欲 2~7 天，2 次或以上精液分析结果显示前向运动精子百分率 <32%，而精子总数或浓度、精子正常形态率等参数正常。

2. **超声检查**　主要了解睾丸、附睾与精索静脉曲张情况。

3. **其他辅助检查**　可酌情做前列腺液、微量元素、精浆生化、精液支原体、衣原体等检查，以了解影响精子活力的影响因素。

二、鉴别诊断

1. **死精子症**　死精子症是指存活精子减少，需通过染色来判断，以便和不动精子相区别。死精子症侧重于精子的存活与否，而弱精子症则指精子的运动能力的下降，包括不活动的精子，而不活动的精子并非死精子。

2. **少精子症**　射出体外的精液中有精子，但精子总数（或精子浓度）低于正常生育力男性精液检查参考值下限。根据《世界卫生组织人类精液检查与处理实验室手册》（第 5 版）的参考值，禁欲 2~7 天，2 次或以上精液分析结果显示每次射精的精子总数 $<39 \times 10^6$（或精子浓度 $<15 \times 10^6/ml$），而精子活动率、精子正常形态率等参数正常，为少精子症。临床上少精子症、弱精子症常同时并见，是常见的男子不育类型。

三、辨证论治

湿热下注属实证，肾阳虚、肾精亏虚、气血两虚属虚证，多数表现为虚实夹杂。

1. 肾阳虚证

（1）主症：①前向运动精子百分率 <32%，而精子总数或浓度、精子正常形态率等参数正常，婚久不育；②形寒肢冷，腰膝酸软，小便清长，夜尿频多。

（2）次症：①阳痿早泄；②舌质淡胖，苔白润，脉沉细迟或微细。

治法：温补肾阳，活精助育。

方药：巴戟丸（《圣济总录》）加减。

巴戟天、肉苁蓉、附子、鹿茸、桂枝、川续断、杜仲、菟丝子、生地、山茱萸、五味子、桑螵蛸。

中成药：龙鹿胶囊，口服，每次 5 粒，每日 3 次；佳蓉片，口服，每次 5 片，每日 3 次；或海龙胶口服液，口服，每次 40ml（2 支），每日 1~2 次。

2. 肾精亏虚证

（1）主症：①精子活力：前向运动精子百分率 <32%，而精子总数或浓度、精子正常形态率等参数正常，婚久不育；②腰膝酸软，耳鸣或耳聋；③发脱齿摇。

（2）次症：①健忘恍惚；②眩晕神疲；③舌淡，苔薄白，脉沉细。

治法：补益肾精，活精助育。

方药：五子衍宗丸（《摄生众妙方》）加减。

五味子、枸杞子、菟丝子、覆盆子、车前子、鹿角胶、熟地、山茱萸、巴戟天。

中成药：佳蓉片，口服，每次 5 片，每日 3 次；或蚕蛹补肾胶囊，饭后口服，每次 2 粒，每日 2 次；或至宝三鞭丸，口服，小蜜丸每次 1 盒，每日 1 次，早饭前或临睡前用温开水送服。

3. 气血两虚证

（1）主症：①精子活力：前向运动精子百分率 <32%，而精子总数或浓度、精子正常形态率等参数正常，婚久不育；②神疲乏力，面色萎黄；

（2）次症：①心悸气短，食少便溏；②形体瘦弱；③舌质淡胖，边有齿痕，苔薄白，脉弱。

治法：补气养血，益精助育。

方药：十全大补汤（《太平惠民和剂局方》）加减。

人参、茯苓、白术、炙甘草、川芎、当归、熟地、白芍、黄芪、肉桂。

中成药：复方阿胶浆，口服，每次 20ml，每日 3 次。

4. 湿热下注证

（1）主症：①精子活力：前向运动精子百分率 <32%，而精子总数或浓度、精子正常形态率等参数正常，精液多黏稠色黄不液化，婚久不育；②两目红赤；③阴囊湿痒，睾丸肿胀热痛，小便短赤；④舌红，苔黄腻，脉弦数。

（2）次症：①胁肋胀痛；②大便干结。

治法：清热利湿，益精助育。

方药：清化子春丹（庞保珍经验方）。

苍术、厚朴、陈皮、半夏、薏苡仁、车前草、萆薢、滑石、栀子、黄芩、茯苓、莱菔子。

中成药：龙胆泻肝丸，口服，每次 3~6g，每日 2 次。

四、预防与调摄

1. 饮食有节，戒烟酒。

2. 预防与积极治疗泌尿生殖系感染。

3. 避免影响精子质量的生活方式，比如不穿紧身裤、牛仔裤，不洗桑拿浴、蒸汽浴等。

4. 避免接触对睾丸生精功能有影响的化学物品等。

5. 睾丸下降不完全者，应在 2 岁以前做处理。

6. 适当锻炼，增强体质。

7. 调节情志，保持乐观。情志对精子的质量有很大的影响。

第六节 死精子症

死精子症是指精液检查显示精液中存活精子低于58%的病症。死精子症又名坏死精子症，WHO定义坏死精子症为：精液中活精子百分率低，不活动精子百分率高。[参考《世界卫生组织人类精液检查与处理实验室手册（第5版）》标准：存活率（活精子，%）参考值下限为58（55~63）]。

死精子症属中医"无子""绝孕""不育"范畴。中医学认为本病的病因病机是肾气虚、肾阳虚、阴虚火旺、肝郁血瘀、脾气虚与湿热壅滞。治疗宜补肾养阴、理气活血、清热利湿为主。西医认为生殖系感染如附睾炎、前列腺炎、精囊炎等引起精浆成分的改变，从而影响精子的存活率。支原体、大肠杆菌等病菌引起的感染，使精子存活率降低。精索静脉曲张与维生素A、维生素E的缺乏等引起精子生长发育不良而致死精子症。但长期禁欲出现死精子增多，不属异常，应复查精液。

一、诊断

（一）病史

可有生殖系感染史，如附睾炎、前列腺炎、精囊炎等；可有精索静脉曲张史等。

（二）临床表现

本病临床表现各异，有的毫无症状，有的伴有前列腺炎、附睾炎、精囊炎、精索静脉曲张与性功能障碍等症状。可表现为尿频、尿痛、尿不尽，会阴、阴囊、少腹、腰骶部一个或多个部位的疼痛或不适，或血精，或阳痿、早泄等症状。

（三）体征

可伴有前列腺炎、附睾炎、精囊炎、精索静脉曲张体征。

（四）辅助检查

死精子症诊断的主要依据是精液实验室检查结果。精液常规检查为必做的检查，并且酌情进一步做精液、前列腺液的生化检测与细菌培养。如果精液果糖水平降低提示有精囊病变，如果细菌培养出现阳性结果，可为抗生素治疗提供可靠的依据。可酌情选做性激素的检查、内分泌检查和体内微量元素锌、镁等检查。B超检查可了解睾丸、附睾、前列腺、精囊、精索有无异常。

二、鉴别诊断

1. **弱精子症**　射出精液中前向运动精子百分率低于正常生育男性精液检查参考值下限。根据《世界卫生组织人类精液检查与处理实验室手册》（第5版）的参考值，禁欲2~7天，2次或以上精液分析结果显示前向运动精子百分率<32%，而精子总数或浓度、精子正常形态率等参数正常，

为弱精子症。弱精子症又名精子活力低下。

2. **少精子症**　射出体外的精液中有精子，但精子总数（或精子浓度）低于正常生育力男性精液检查参考值下限。根据《世界卫生组织人类精液检查与处理实验室手册》（第 5 版）的参考值，禁欲 2 ~ 7 天，2 次或以上精液分析结果显示每次射精的精子总数 $<39 \times 10^6$（或精子浓度 $<15 \times 10^6/ml$），而精子活动率、精子正常形态率等参数正常，为少精子症。

3. **假死精子症**　精液常规检查方法不当或操作不规范而造成人为的死精子症；或长期禁欲者。应重复检查，采取规范的样本收集方法，在规定的时间检测，采用活体染色法区别。

三、辨证论治

辨虚实，肝郁血瘀、湿热壅滞属实，肾气虚、肾阳虚、阴虚火旺、脾气虚属虚；本病以虚证居多，但常可表现为虚实夹杂。本病病位在肾，涉及肝脾等脏，湿热外袭者，湿热蕴结精室，病位多在肝经；嗜酒或过食辛辣肥甘，往往先犯脾胃，湿热内生，后侮肝而下注精室；房室劳伤、肾气虚或肾阴虚者，则病在肾。

1. **肾气虚证**

（1）主症：①婚久不育，死精子过多；②腰膝酸软；③神疲乏力。

（2）次症：①多伴有精子活动力低下，或精子畸形率增高；②伴有性欲低下，阳痿早泄，射精无力；③头晕耳鸣，面色少华；④舌淡、苔薄白，脉弱。

治法：温补肾气，活精助育。

方药：子衍丹（庞保珍经验方）。

枸杞子、菟丝子、覆盆子、车前子、五味子、蛇床子、韭菜子、桑椹、王不留行、川楝子。

中成药：蛤蚧补肾胶囊，口服，每次 3 粒，每日 3 次；或五子衍宗片，口服，每次 6 片，每日 3 次。

2. 肾阳虚证

（1）主症：①婚久不育，死精子过多；②形寒肢冷，腰膝酸软；③小便清长，夜尿多。

（2）次症：①阳痿早泄；②面色㿠白，精神不振；③舌质胖，脉沉细。

治法：温肾壮阳，活精助育。

方药：淫羊赞育丹（庞保珍经验方）。

淫羊藿、鹿茸、仙茅、巴戟天、蛇床子、韭菜子、山茱萸、枸杞子、杜仲、人参、熟地黄、当归。

中成药：佳蓉片，口服，每次 5 片，每日 3 次；或龙鹿胶囊，口服，每次 5 粒，每日 3 次；或龟龄集，口服，每次 2 粒，每日 1 次，早饭前 2 小时用淡盐水送服；或海龙胶口服液，口服，每次 40ml（2 支），每日 1～2 次。

3. 阴虚火旺证

（1）主症：①婚久不育，死精子过多，精量少而黄；②腰膝酸软，五心烦热，潮热盗汗；③舌质红少苔或无苔，脉细数。

（2）次症：①口干咽燥；②会阴部隐隐坠痛；③耳鸣。

治法：滋阴降火，活精助育。

方药：知柏地黄丸（《医宗金鉴》）加减。

知母、黄柏、熟地、山药、山茱萸、泽泻、茯苓、丹皮、蒲公英、川续断、沙苑子、红藤。

中成药：乌灵胶囊，口服，每次3粒，每日3次；或大补阴丸，口服，水蜜丸，每次6g，每日3次；大蜜丸每次1丸，每日2次；或龟甲养阴片，口服，每次8~10片，每日3次。

4. 肝郁血瘀证

（1）主症：①婚久不育，死精子过多；②情志抑郁，胸胁胀痛，善太息；③舌质黯红或有瘀点，脉弦或涩。

（2）次症：①射精时茎中作痛；②睾丸胀痛。

治法：疏肝理气，化瘀活精。

方药：血府逐瘀汤（《医林改错》）加减。

生地、赤芍、川芎、当归、桃仁、红花、枳壳、柴胡、川牛膝、王不留行、川续断。

中成药：血府逐瘀口服液，口服，每次1支，每日3次。

5. 脾气虚证

（1）主症：①婚久不育，死精子过多；②神疲乏力；③食欲不振；④脘痞腹胀，肠鸣腹泻。

（2）次症：①面色萎黄，形体消瘦；②舌质淡胖有齿痕，苔薄白，脉缓无力。

治法：健脾益胃，活精助育。

方药：济脾子春丹（庞保珍经验方）。

人参、白术、茯苓、甘草、鸡内金、黄芪、当归、砂仁、陈皮、川断。

中成药：人参归脾丸，口服，每次1丸，每日2次。

6. 湿热壅滞证

（1）主症：①婚久不育，死精子过多；②形体较丰，头晕脑胀，胸脘满闷；③口中黏腻，大便黏滞不爽；④舌质红，苔黄厚腻，脉滑数。

（2）次症：①畸形精子增多；②阳痿早泄；③食少纳呆。

治法：清热化湿，活精赞育。

方药：龙胆泻肝汤（《医方集解》）加减。

龙胆草、栀子、黄芩、柴胡、生地、车前子、泽泻、木通、甘草、当归、草薢、薏苡仁。

中成药：龙胆泻肝丸，口服，每次3~6g，每日2次。

四、预防与调摄

1. 积极治疗原发病，比如生殖系感染、精索静脉曲张、隐睾等。

2. 养成良好的生活习惯，不抽烟，不酗酒。

3. 避免经常洗桑拿与接触化学物品，远离各种辐射。

4. 适当规律的性生活，既不禁欲，又不纵欲。

5. 禁食粗制棉籽油。

第七节　无精子症

WHO 定义无精子症是精子密度：$0.0 \times 10^6/ml$，并且精液离心后也不能发现精子。在性功能及射精功能正常的情况下，如果精液特性为无精子症，而睾丸活检显示在任一精曲小管中有完整的精子发生，可作出梗阻性无精子症的诊断。诊断需要符合以下条件：①睾丸活检标本中存在精子；②并且总睾丸体积 >30ml 或单侧体积 >15ml；③并且血浆中促卵泡激素正常；④并且不符合其他诊断。由于无精子发生的病因不明，诊断必须满足以下情况：①血清中促卵泡激素高；②和 / 或睾丸总体积≤30ml 或单侧睾丸体积≤15ml；③睾丸活检中没有发现精子；④并且不符合其他诊断。

西医的无精子症，包括在中医的"无精"范畴。中医认为"无精"是因先天亏损，或精道阻塞等所致。以精液中无精子，或精子极少，或精液逆流入膀胱，影响生育力为主要表现的肾系疾病。

无精子症属中医"无子""断续"等范畴。汉代张仲景在《金匮要略·血痹虚劳病脉并治》中曰："男子脉浮弱而涩，为无子，精气清冷。"隋代巢元方《诸病源候论·虚劳无子候》谓："丈夫无子者，其精清如水，冷如冰铁，皆为无子之候。"中医认为肾精亏虚、肝郁血瘀、湿热瘀阻是其主要病机。

无精子症是男性不育中最严重的一种，在男性不育门诊中较为常见，发病率约占不育患者的10%。无精子症病因复杂，现代医学认为无精子症分真、假两种。真性无精子症是指睾丸生精细胞萎缩退化，不能产生精子；假性无精子症是指睾丸能生成精子，但因输精管道阻塞不能排出体外，故检查不出精子，自然不能使女方受孕，因此，又称阻塞性无精子症。阻塞性无精子症约占无精子症的50%。西医认为，无精子症不是一种孤立性疾病，而是由多种病因引起的一种病症。导致无精子症的原因有阻塞性与精子生成障碍两大类。

导致阻塞性无精子症的原因有：①先天性畸形：如附睾头位置异常而附睾体、尾明显萎缩，附睾管完全闭锁，输精管畸形与输精管不发育或缺如；②感染：结核与其他细菌感染也可导致附睾和输精管的阻塞；③手术损伤：如隐睾或疝修补手术不当，损伤输精管或附睾引起输精管道的梗阻；④囊肿：附睾发生囊肿，压迫附睾管而引起梗阻。

导致精子生成障碍的原因有：①遗传性疾病：如精曲小管发育不全等；②先天性睾丸异常：如先天性无睾症、双侧隐睾与睾丸先天性发育不全等；③睾丸病变：如腮腺炎后睾丸炎、睾丸外伤；④内分泌疾病：如垂体功能亢进或低下、垂体肿瘤、甲状腺功能亢进或低下等；⑤辐射损伤、久处高温环境；⑥严重的全身性疾病与营养不良；⑦严重的精索静脉曲张；⑧抗肿瘤药物。

一、诊断

（一）病史

可有隐睾或疝修补手术史、结核感染史、腮腺炎后睾丸炎史、高温、抗肿瘤药史、辐射损伤史等。

（二）临床表现

连续 3 次以上按 WHO 精液检查方法，精液中均未检出精子，则可确诊为无精子症。以不育为主诉，部分患者可无临床症状。有的患者表现精液稀薄量少，或阳痿，早泄，腰膝酸软，神疲乏力，面色无华；或隐睾及睾丸固定术较晚，睾丸发育不良、萎缩、肿胀，或睾丸坠胀疼痛，会阴、阴囊、少腹胀痛，尿频赤涩等。

（三）体征

可有附睾与睾丸肿大或萎缩等体征，有的无任何体征。

（四）辅助检查

酌情选择进行染色体检查、精液生化检查、性激素水平测定、彩色超声波检查、输精管造影检查、睾丸活组织检查，以鉴别阻塞性与精子生成障碍。

二、鉴别诊断

1. **不射精症** 是指具有正常的性欲，阴茎勃起坚硬，性交时间长，但达不到情欲高潮与快感，不能在阴道中射精，因而无精液与精子排出。

2. **逆行射精** 是指患者勃起正常，有性交快感与射精动作，并能达到性高潮，但无精液自尿道排出，而从尿道逆行流入膀胱的一种病症。

三、辨证论治

辨虚实：肝气郁结，瘀血阻络，或先天精道不通，或湿热瘀血阻滞精道，属实；禀赋不足，天癸不充，肾精亏虚，属虚。

明病位：因郁、怒等情志所伤者，病位在肝；先天禀赋不足，或房室劳伤等致肾精亏虚者，则病在肾。

审病因：有先天禀赋，有后天劳损，有气滞，有瘀血，有湿热。

1. 肾精亏虚证

（1）主症：①婚久不育，精液常规检查无精子；②腰膝酸软，头晕耳鸣。

（2）次症：①睾丸偏小，或大小正常而质地偏软；②性欲减退，或阳痿早泄；③面色少华，失眠心悸；④舌质淡，苔薄白，脉细。

治法：补肾填精。

方药：五子衍宗丸（《摄生众妙方》）加减。

五味子、枸杞子、菟丝子、覆盆子、车前子、鹿角胶、熟地、山茱萸、巴戟天。

中成药：佳蓉片，口服，每次5片，每日3次；或五子衍宗丸，口服，水蜜丸每次6g，小蜜丸每次9g，大蜜丸每次1丸，每日2次；或五子衍宗片，口服，每次6片，每日3次。

2. 肝郁血瘀证

（1）主症：①婚久不育，精液常规检查无精子；②心烦易怒，善太息，胸闷胁痛，少腹、会阴部胀痛不适；③舌黯红或紫，脉沉细涩。

（2）次症：①射精时茎中刺痛，睾丸疼痛，或可扪及结节；②精索静脉曲张成团，自觉下坠；③输精管呈条索状改变，扪之有结节。

治法：疏肝理气，化瘀通络。

方药：血府逐瘀汤（《医林改错》）加减。

生地、赤芍、川芎、当归、桃仁、红花、枳壳、柴胡、川牛膝、王不留行、川续断。

中成药：血府逐瘀口服液，口服，每次2支，每日3次。

3. 湿热瘀阻证

（1）主症：①婚久不育，精液常规检查除无精子外，常有较多脓细胞；②小便色黄如淋；③舌边尖红或黯红，苔黄腻，脉滑数或涩。

（2）次症：①腰痛，会阴部疼痛，睾丸胀痛；②小便末有白浊；③尿后余沥不尽。

治法：清热利湿，化瘀通络。

方药：猪丹赞精汤（庞保珍经验方）。

猪苓、牡丹皮、赤芍、茯苓、薏苡仁、车前子、萆薢、黄柏、栀子、淫羊藿。

中成药：花红胶囊，口服，每次4~5粒，每日3次。

四、预防与调摄

1．孩子出生后及时进行预防接种。青少年时，要积极预防流行性腮腺炎，若一旦感染，要及时治疗，避免并发睾丸炎。

2．避免不良因素的刺激，如放射线、高温，以及有毒化学物质和某些对生精功能有影响的化学药物。

3．饮食有节，不宜过食辛辣厚味，戒烟酒，不食粗制棉籽油。

4．要及早发现与治疗某些先天发育异常性疾病，使对生育力的影响降低到最低限度，尤其是要注意尽早发现隐睾，及时治疗。

第八节 免疫性不育

WHO 定义免疫性不育是指患者有正常的性功能和射精能力的情况下，至少在一份精液样本中，发现有 50% 或以上的活动精子包被有抗体。中医学无免疫性不育的病名，可包括在中医的"无子""断续"范畴。病位主要在肝肾，其次在肺脾，病因之本为体虚，标为湿热瘀血或损伤，病机为正虚邪实，治疗多宜扶正祛邪，以补益肝肾为主，或佐以清热利湿，或佐以活血化瘀为法。

1900 年，Meichnikoff 发现精子具有抗原性。精子作为一种抗原，可刺激细胞的吞噬过程与网织内皮系统的反应，最终通过输入途径导致免疫反应。这种免疫反应包括局部与全身免疫反应。精子免疫反应涉及体液免疫和细胞免疫。研究实验在不育患者血清中发现了抗精子抗体（antisperm antibody，AsAb）。随着生殖免疫学的发展，研究者发现免疫性不育患者血清中存在多种 AsAb。血清与生殖道内的 AsAb 影响人类的生育能力，但只有作用于活精子表面的 AsAb 对生育才有影响。免疫性不育占总体不育者的 10% ~ 30%。现代医学常用的治疗方法有免疫抑制疗法、辅助生殖技术等。

正常情况下，精子与机体的免疫系统被血 - 睾屏障和生殖系统黏膜上皮隔离，另外，人体的免疫系统还存在着一种免疫调节机制防止抗精子抗体产生。但如果发生机械性损伤、梗阻以及感染等因素，皆可使精子或精子膜片段越过损伤的血 - 睾屏障，被自身的免疫系统所识别，产生抗原抗体的免疫应答，在体内引发抗精子抗体进入血液或存在于男性精液、女性生殖道分泌物中。抗精子抗体通过和精子发生凝集反应而影响精子的发育、成熟、获能、运动，从而降低精子活力、存活力、宫颈黏液穿透力，阻止精子穿透宫颈黏液，影响精子对获能与顶体反应，影响精卵结合，干扰受精卵的植入和着床，从而导致不育。

一、诊断

（一）病史

可有睾丸炎、附睾炎、前列腺炎、精囊炎；或有由于损伤或感染引起睾丸萎缩；或有输精管结扎术等病史。

（二）临床表现

精液样本中，发现有 50% 或以上的活动精子包被有抗体。临床表现颇不一致，有的毫无症状，有的伴有睾丸炎、附睾炎、前列腺炎、精囊炎等症状。

（三）体征

可伴有睾丸炎、附睾炎、前列腺炎、精囊炎等体征，或毫无体征。

（四）辅助检查

WHO 推荐的抗精子抗体检测方法：混合抗球蛋白反应（mixed antiglobulin reaction，MAR）和免疫珠试验

（immunobead test，IBT）。至少在一份精液样本中，发现有50%或以上的活动精子包被有抗体才可以诊断。同时，这一诊断必须经过精子－宫颈黏液接触实验加以证实。

免疫性不育的诊断主要依据实验室检查，应对患者夫妻双方进行检查，包括血清、精液及宫颈黏液的抗精子抗体测定。检测 AsAb 的方法很多，常用的有以下几种：①混合抗球蛋白反应试验（MAR test）；②免疫珠试验（IBT）；③酶联免疫吸附测定法；④明胶凝集试验；⑤组织配伍板凝集试验。

二、鉴别诊断

精液不液化　精液不液化时精子形成黏团物的精子凝集试验为阴性。

三、辨证论治

辨虚实：本病多为本虚标实之证。阴虚湿热、肝经湿热、气滞血瘀属实，肾阳虚、肾阴虚、脾肺气虚属虚。

辨病位。本病病位主要在肝肾，其次在肺脾。

1. 肾阳虚证

（1）主症：①婚久不育，50%或以上的活动精子包被有抗体，精子密度、精子活力、精液液化时间异常或正常；②畏寒肢冷；③腰膝酸软，小便清长。

（2）次症：①面色㿠白；②头晕耳鸣；③舌质淡，苔薄白，脉沉细。

治法：温肾壮阳。

方药：右归丸（《景岳全书》）加减。

熟地、山药、山茱萸、枸杞子、鹿角胶、菟丝子、杜仲、当归、肉桂、制附子、川续断、淫羊藿。

中成药：佳蓉片，口服，每次 5 片，每日 3 次；或龙鹿胶囊，口服，每次 5 粒，每日 3 次；或海龙胶口服液，口服，每次 40ml（2 支），每日 1 ~ 2 次；或龟龄集，口服，每次 2 粒，每日 1 次，早饭前 2 小时用淡盐水送服。

2. 肾阴虚证

（1）主症：①婚久不育，50% 或以上的活动精子包被有抗体，精子密度、精子活力异常或正常，或精子畸形率高，或精液不液化；②五心烦热，腰膝酸软；③舌红苔少，脉细数。

（2）次症：①眩晕耳鸣；②口干；③溲黄。

治法：滋肾填精。

方药：左归丸（《景岳全书》）加减。

熟地、山药、枸杞子、山茱萸、川牛膝、菟丝子、鹿胶、龟胶、川续断、麦冬。

中成药：人参固本口服液，口服，每次 10ml，每日 2 次；或六味地黄颗粒，开水冲服，每次 5g，每日 2 次。

3. 肺脾气虚证

（1）主症：①婚久不育，50% 或以上的活动精子包被有抗体；②常有上呼吸道感染及肠道感染史，平素容易感冒鼻塞，咽痛咳嗽；③纳少便溏，腹胀腹痛。

（2）次症：①恶心欲吐；②头昏自汗，面色少华；③舌淡边有齿印，舌苔薄白，脉细弱。

治法：补肺健脾，祛邪活精。

方药：土金精泰丹（庞保珍经验方）。

人参、白术、茯苓、黄芪、山药、砂仁、鸡内金、防风、黄芩、金银花、菟丝子、淫羊藿。

中成药：参鹿健肺胶囊，口服，每次3粒，每日3次。

4. 阴虚湿热证

（1）主症：①婚久不育，50%或以上的活动精子包被有抗体；②午后潮热，五心烦热，夜寐盗汗；③舌红苔黄腻，脉细弦数。

（2）次症：①口渴喜饮；②腰膝酸软；③尿黄便秘。

治法：滋阴降火，清热利湿。

方药：文武赞精丹（庞保珍经验方）。

生地黄、麦冬、白芍、知母、牡丹皮、枸杞子、泽泻、茯苓、车前子、萆薢、薏苡仁。

中成药：六味地黄颗粒，开水冲服，每次5g，每日2次。

5. 肝经湿热证

（1）主症：①婚久不育，50%或以上的活动精子包被有抗体，精子密度、精子活力多数异常，或精子畸形率高，或精液不液化；②口中干渴不欲饮；③舌质红，苔黄腻，脉滑数。

（2）次症：①胸闷心悸；②头晕而胀；③小便黄少。

治法：清热化湿。

方药：龙胆泻肝汤（《医方集解》）加减。

龙胆草、黄芩、栀子、柴胡、泽泻、草薢、车前子、当归、生地黄、生甘草、黄柏。

中成药：龙胆泻肝丸，口服，每次 3～6g，每日 2 次。

6. 气滞血瘀证

（1）主症：①婚久不育，50% 或以上的活动精子包被有抗体，射精量少；②小腹、会阴时有刺痛，且痛处不移；③心烦易怒；④舌质紫黯或有瘀斑瘀点，苔薄白。

（2）次症：①常伴外生殖系外伤史或手术史；②脉弦或涩。

治法：疏肝理气，活血破瘀。

方药：血府逐瘀汤（《医林改错》）加减。

生地、赤芍、当归、川芎、桃仁、红花、枳壳、柴胡、甘草、鸡血藤、川续断。

中成药：血府逐瘀口服液，口服，每次 1 支，每日 3 次。

四、预防与调摄

1. 积极防治可能导致男性免疫性不育的泌尿生殖系统疾病，诸如急慢性前列腺炎、精囊炎、急慢性睾丸附睾炎、睾丸鞘膜积液、精索静脉曲张等疾病。

2．避免服用具有生殖毒性的食物和药物，如棉籽油、香菜、芹菜、苦瓜等杀精食物，以及糖皮质激素、雌激素、雷公藤、西咪替丁、庆大霉素等药物。

3．保持积极健康的生活方式，如不饮酒、少食肥甘厚腻、不久坐、不洗桑拿浴、不穿紧内裤，适量饮水等。

4．尽量避开可能导致男性免疫性不育的物理因素和化学因素。物理因素主要有热、电磁辐射、放射线等；化学因素主要有各类重金属，以及各种有害食品添加剂和食品染色剂等。

第三章
前列腺及
精囊疾病

第一节 慢性前列腺炎

前列腺炎是由于前列腺受到微生物等病原体感染或某些非感染因素刺激而发生的炎症反应，及由此造成的患者前列腺区不适或疼痛、排尿异常、尿道异常分泌物等临床表现，是一种常见且让人十分困惑的疾病。

前列腺炎可分为急性前列腺炎和慢性前列腺炎两类，其中以慢性前列腺炎最为多见。慢性前列腺炎的主要表现以会阴、小腹胀痛，排尿不适，尿道灼热为主。其特点是发病缓慢、病情顽固、缠绵难愈、容易复发。

西医学的慢性前列腺炎相当于中医的精浊，前列腺炎急性发作者当属中医"热淋"范畴，病情急骤发作或缠绵难愈，前列腺部位脓肿形成，则属中医"悬痈""穿裆毒"范畴。

一、诊断

（一）病史

许多患者都有尿道炎反复发作的病史，临床症状多数出现时间在 1 年以上，故应将重点放在对以往病史的询问上，包括是否存在易感因素、排尿改变情况、损伤病史、以往的炎症、手术、放疗、化疗史等。如以往的用药和治疗史、性病史、社会心理因素、饮食与生活制度等。

（二）临床表现

表现为不同程度的排尿异常（尿频、尿急、尿痛、夜尿增多、尿不尽感，尿道灼热，尿道滴白等）；局部疼痛（骨盆区域的疼痛，可见于会阴部、外生殖区、下腹部、肛周部、腰骶等部位坠胀、疼痛不适）。

（三）体征

前列腺触诊：腺体饱满，或软硬不均，或有炎性结节，或质地较韧，可有局限性压痛。

（四）辅助检查

前列腺液常规检查：白细胞≥10/HP，或正常（Ⅲb型），或见成堆脓细胞，卵磷脂小体减少或消失。

二、鉴别诊断

1. 膀胱颈纤维增生　40～50岁以下患者有下尿路梗阻症状，或50岁以上有下尿路梗阻症状而直肠指诊未发现有前列腺明显增大者，应考虑该病。该病下尿路梗阻症状病史较长，有青壮年即开始出现。膀胱镜检查可以明确诊断。

2. 前列腺结核　前列腺结核早期症状不明显，可出现全身不适、体重下降、低热、会阴与肛门不适、性功能障碍。有时可有射精痛、血精、精液减少或不育。直肠指诊前列腺缩小变硬，触及结节。查体若发现附睾不规则硬结、皮肤粘连、窦道及串珠样输精管病变等征象，有助于诊断。若有肾结核的症状与相关阳性检查结果，则诊断更明确。必要时可进行活组织检查。

3. **良性前列腺增生** 本病多见于中老年患者，常有膀胱刺激症状和尿路梗阻症状，直肠指诊可见前列腺横径及纵径增大，中央沟变浅或消失。前列腺 B 超可发现前列腺腺体增大。

4. **前列腺肿瘤** 前列腺癌与前列腺炎患者均可出现前列腺的增大、血清前列腺特异性抗原（prostate specific antigen, PSA）的增高、前列腺触诊检查的异常改变（变硬、结节、表面不光滑）、超声检查出现异常的影像等，因此，需要仔细进行鉴别诊断。例如急性前列腺炎患者康复后，外周带的低回声区可持续存在很长时间，彩色多普勒超声检查、PSA 测定等有助于其与前列腺癌相鉴别。

早期前列腺癌患者常无任何临床表现，往往不能够获得准确诊断，部分患者是在常规的体检中发现 B 超检查前列腺异常或化验血清 PSA 明显增高而偶然获得诊断。前列腺癌患者晚期可出现尿频、尿痛、排尿困难等症状，与前列腺炎十分相像，并容易造成误诊。但前列腺癌患者往往具有消瘦、乏力等明显的全身症状；直肠指诊前列腺有坚硬的肿块、表面高低不平；血清酸性磷酸酶增高；动态监测血清 PSA 水平持续增高，并不会为应用抗生素所控制；前列腺液涂片可发现癌细胞；会阴部穿刺或经直肠穿刺活组织检查可发现癌细胞；超声检查可见到腺体增大、边界回声不整齐或有缺损、内部光点不均匀、癌肿部位有较亮的光点或光团。

5. **前列腺结石**　前列腺结石患者可以出现腰骶部、会阴部疼痛不适与性功能紊乱，如勃起功能障碍（ED）、早泄等。但在直肠指诊检查可扪及前列腺有结石摩擦感，骨盆 X 线平片在耻骨联合区一侧有阳性结石影，经直肠超声检查可在前列腺结石部位出现强光带，并有明显的影像。

6. **输尿管结石**　某些前列腺炎患者可表现为下腹部疼痛或肾绞痛，与输尿管结石的临床表现十分相似。但前列腺炎患者通过简单的直肠指诊可触及异常的前列腺，前列腺液常规检查可明确前列腺炎的诊断，且腹部平片不能发现结石的特异性阴影。

7. **慢性附睾炎**　慢性附睾炎可有下腹部与会阴的疼痛不适等。慢性附睾炎的诊断主要依据急性附睾炎病史，体格检查附睾肿大硬化，可以做出诊断，但确定诊断靠病理检查。

8. **精囊囊肿**　精囊囊肿是精囊的良性病变，患者的临床表现主要有血精、血尿、排尿困难，还可以出现下腹、肛周胀痛不适等，有时经常会误诊为前列腺炎或精囊炎。精囊囊肿患者在进行直肠指检时可发现前列腺部存在无压痛的肿胀，但可触及精囊，经 B 超或 CT 检查可明确诊断。

9. **尿道憩室合并结石**　尿道憩室合并结石患者可以出现会阴部不适和疼痛。检查不全面，没有进行尿道检查是造成误诊的重要原因。一般在查体时可在尿道膜部触及一质硬肿块，尿道平片及尿道造影可确诊。

10. **泌尿生殖系统其他部位来源的感染**   通过询问近期内有无不洁的性接触史，可初步判断患者是否感染了某些性传播疾病。通过对患者分段尿液的炎症情况分析，可帮助判断炎症的来源部位。比如首段尿液内的炎症最明显，表明炎症来自前尿道；按摩前列腺后的尿液内炎症最严重，提示炎症来源于前列腺；全程尿液的炎症均十分明显且严重程度接近，提示炎症来自上尿路，包括膀胱、输尿管、肾盂与肾脏，临床表现多为发热、腰痛、尿培养阳性等，但多无排尿困难症状。利用其他辅助检查，如腹部 X 线平片、造影、腔镜等检查可以帮助除外其他疾病。

11. **非特异性尿道炎**   Meares（1991）建议首先使用非穿透性（难以进入前列腺内）的抗生素来杀灭尿道内的细菌，然后再进行定位细菌培养过程，可将尿道炎与前列腺炎区别开来。

12. **髂腹下与髂腹股沟神经功能紊乱**   有时，下胸部神经的损伤可表现为下腹部疼痛，比如髂腹下与髂腹股沟神经。患者往往具有明确的病史，比如下腹部手术或其他类型的损伤。

13. **尿道狭窄**   尿道狭窄患者可出现排尿异常。对怀疑有尿道狭窄的患者，应该追问其是否有淋菌性或非淋菌性尿道炎病史，并了解其治疗情况，经尿道造影可以确诊，行尿道扩张术即可改善症状。

14. **内收肌肌腱炎**   内收肌肌腱炎多见于马拉松或长跑运动员，是由于大腿前面直接附着在耻骨结节上的内收肌的急性损伤所致。由于患者主诉侧向弥散性的疼痛可以牵连到骨盆区域，常被误诊为慢性骨盆疼痛综合征（CP/CPPS）（Ⅲ型）。可以通过手指沿着内收肌内侧边缘检查其进入到耻骨结节的部位，并按压出现剧烈疼痛，疼痛点刚好在这个附着点处。

三、辨证论治

精浊是由肾虚或湿热瘀滞等病邪，下注于精室，导致会阴坠胀疼痛，尿道常有精液溢出为主要临床表现的疾病。

精浊病主要在心肾，初病多实，久病多虚。湿热为发病之标，肾虚为发病之本，而瘀滞是疾病进一步发展的病理反应。往往三者兼见，相互影响和转化，致使病情复杂，临床应注意区分，辨虚实，探标本，虚中辨阴阳，抓住主次轻重。

1. 气滞血瘀证

（1）主症：①会阴部，或外生殖器区，或下腹部，或耻骨上区，或腰骶及肛周疼痛，以上部位坠胀；②舌质黯或有瘀点、瘀斑，脉弦或涩。

（2）次症：①尿后滴沥；②尿刺痛；③小便淋漓不畅。

治法：行气活血。

方药：血府逐瘀汤（《医林改错》）加减。

桃仁、红花、赤芍、川芎、当归、枳壳、柴胡、路路通、川牛膝、鸡血藤、红藤。

中成药：血府逐瘀口服液，口服，每次1支，每日3次。

2. 湿热下注证

（1）主症：①小便灼热涩痛；②尿黄短赤。

（2）次症：①尿频尿急；②尿后滴沥，小便白浊；③阴囊潮湿；④心烦口干，口臭脘痞；⑤舌苔黄腻，脉滑实或弦数。

治法：清热导浊。

方药：龙胆泻肝汤（《医方集解》）加减。

龙胆草、黄芩、栀子、柴胡、泽泻、萆薢、车前子、当归、生地黄、生甘草、黄柏。

中成药：花红胶囊，口服，每次4~5粒，每日3次。

3. 阴虚火旺证

（1）主症：①腰膝酸软或酸痛；②五心烦热，失眠多梦。

（2）次症：①小便白浊或短赤；②舌红少苔，脉细或细数。

治法：滋阴降火。

方药：知柏地黄丸（《医宗金鉴》）加减。

知母、黄柏、乌梅、生地黄、熟地、白芍、麦冬、甘草、牡丹皮、女贞子。

中成药：知柏地黄丸，口服，每次 3~6g，每日 2 次。

4. 肾阳虚证

（1）主症：①畏寒怕冷；②腰膝疲软或酸痛。

（2）次症：①尿后滴沥；②精神萎靡；③阳痿或性欲低下；④舌淡苔薄白，脉沉迟或无力。

治法：温补肾阳。

方药：益火衍宗丸（庞保珍经验方）

鹿角胶、巴戟天、附子、肉桂、菟丝子、枸杞子、淫羊藿、熟地黄、山药、杜仲、当归、石菖蒲。

中成药：佳蓉片，口服，每次 5 片，每日 3 次；或龙鹿胶囊，口服，每次 5 粒，每日 3 次；或海龙胶口服液，口服，每次 40ml（2 支），每日 1~2 次；或龟龄集，口服，每次 2 粒，每日 1 次，早饭前 2 小时用淡盐水送服。

5. 肾虚血瘀证

（1）主症：①畏寒怕冷；②腰膝疲软或酸痛；③舌质黯或有瘀点、瘀斑，脉弦或涩。

（2）次症：①尿后滴沥；②阳痿或性欲低下。

治法：补肾活血。

方药：菟棱毓麟汤（庞保珍经验方）。

菟丝子、三棱、熟地黄、山药、山茱萸、杜仲、枸杞子、淫羊藿、当归、川芎、延胡索、莪术、柴胡。

中成药：定坤丹，口服，每次半丸至 1 丸，每日 2 次

（每丸重 10.8g）；或口服，每次 3.5 ~ 7g，每日 2 次（每瓶装 7g）。

6. 中气不足证

（1）主症：①劳累后加重；②神疲乏力，面色少华，纳谷不馨；③素体脾虚。

（2）次症：①病程较长；②心悸自汗；③终末尿滴白，尿意不尽，尿后余沥，小溲清长或频数；④会阴部坠痛；⑤舌淡而胖，脉细而软。

治法：补益中气。

方药：济中毓麟汤（庞保珍经验方）

黄芪、人参、甘草、白术、升麻、柴胡、当归、菟丝子、巴戟天、杜仲、砂仁。

中成药：补中益气丸，大蜜丸，每次 1 丸，每日 2 次。

四、预防与调摄

1. 急性前列腺炎不可作前列腺按摩，以防感染扩散。

2. 急性发作期应卧床休息，多饮水，保持大便通畅。

3. 忌饮酒类，忌食辣椒、葱、蒜、生姜、咖啡、可可等刺激性食物，以免助火生热，引起前列腺充血，使病情加重或反复。

4. 慢性前列腺炎所致的不育症，切忌热水（药水）坐浴等局部加温方法，以免睾丸被灼，妨碍生精。

5. 预防上呼吸道感染与泌尿系感染，对预防前列腺炎有重要意义。

6. 有规律地进行性生活，避免纵欲与过度手淫。

7. 改变不健康的生活起居方式。起居有常，劳逸结合，增强体质，调节精神。但不宜长时间骑车、骑马或久坐湿地。

8. 用药忌妄投苦寒，这是预防医源性病变的关键。

第二节　良性前列腺增生

良性前列腺增生（benign prostatic hyperplasia，BPH）是男性中老年人最常见的疾病，其病理学特点是前列腺上皮与基质细胞的过度增生，前列腺体积增大，当引起临床症状时则称为临床良性前列腺增生。据一组国外尸解资料报告男性40岁以上80.1%，80岁以上90.5%有组织学良性前列腺增生。临床良性前列腺增生的发病率，国内有报告60~69岁及70~79岁的男性中有中到重度症状者分别达到60%及69%。良性前列腺增生的临床特点主要包括：①前列腺体积增大；②以下尿路症状（lower urinary tract symptoms，LUTS）为主的临床症状；③膀胱出口梗阻。此外，还可继发血尿、泌尿系感染、膀胱结石以及上尿路积水与肾功能损坏等严重并发症。

前列腺属于中医"精室"范畴，故将因前列腺增生压迫尿道引起的小便排泄障碍称之为中医的"精癃"。因此，精癃相当于西医的前列腺增生。

一、诊断
（一）病史
是否有手术史、外伤史，尤其是盆腔手术或外伤史；是否有性传播疾病、糖尿病、神经系统疾病史。药物史，可了解患者目前或近期是否服用了影响膀胱出口功能的药物。

（二）临床表现

良性前列腺增生的临床表现包括 LUTS 及并发症。

LUTS 可分为膀胱刺激症状及膀胱出口梗阻症状：①膀胱刺激症状表现为尿频、尿急、夜尿增多及急迫性尿失禁。②膀胱出口梗阻症状表现为排尿踌躇、排尿费力、尿线变细、尿流无力、尿末滴沥、排尿时间延长，严重时出现尿潴留及充溢性尿失禁等。

良性前列腺增生的并发症包括：①血尿：由于前列腺表面黏膜毛细血管充血及小血管扩张破裂引起，可表现为镜下血尿或肉眼血尿。②泌尿系感染：膀胱出口梗阻易导致泌尿系感染。下尿路感染时表现尿频、尿急，排尿困难加重，继发上尿路感染时出现腰痛、发热及全身中毒症状。若膀胱出口梗阻不予解除，泌尿系感染不易控制，容易复发。③膀胱结石：尿中晶粒在膀胱内停留时间延长成为核心形成结石。发生率在 10% 以上。结石形成后又加重排尿困难，增加血尿及尿路感染的发生。④肾功能损害：若膀胱出口梗阻导致大量残留尿长期存在未得到恰当处理，可继发上尿路积水及肾功能损害，患者表现食欲下降，贫血，意识迟钝，血肌酐升高。⑤长期排尿困难，依靠增加腹压帮助排尿，可引起腹股沟疝、痔及肛门脱垂。

（三）体征

直肠指诊：直肠指诊是前列腺增生的重要检查方法。首先注意前列腺大小、硬度、弹性及有无触痛，表面是否光滑，了解有无提示前列腺肿瘤，炎症的体征，注意肛门括约肌张力，若有下降，则应进一步检查是否有神经系统疾患引起的逼尿肌功能障碍。

前列腺大小的评估：可采用 Rous 提出的直肠指诊前列腺大小分度法：

Ⅰ度腺体大小为正常的 2 倍（20 ~ 25g）。

Ⅱ度腺体大小为正常的 2 ~ 3 倍（25 ~ 50g）。

Ⅲ度腺体大小为正常的 3 ~ 4 倍（50 ~ 75g）。

Ⅳ度腺体大小为正常的 4 倍以上（大于 75g）。

（四）辅助检查

1. **尿液分析**　通过尿液分析，判定患者有无血尿、脓尿、蛋白尿与尿糖等。合并尿路感染时，应常规作尿液细菌培养与药物敏感试验。

2. **生化检查**　严重 BPH 合并慢性尿潴留，影响肾功能时，血中尿素氮、肌酐升高。

3. **血清前列腺特异抗原检查**　对于 50 岁以上有下尿路症状的男性进行常规血清前列腺特异性抗原（prostate specific antigen，PSA）检查，对有前列腺癌家族史的人群，应从 45 岁开始定期检查、随访。PSA 检测应在前列腺按摩后 1 周，直肠指检、膀胱镜检查、导尿等操作 48h 后，射精 24h 后，前列腺穿刺 1 个月后进行。PSA 检测时应无急性前列腺炎、尿潴留等疾病。应注意血清 PSA 不是前列腺癌特有的，前列腺癌、良性前列腺增生（BPH）、前列腺炎均可使血清 PSA 升高，但升高程度有差异。另外，泌尿系感染、前列腺穿刺、急性尿潴留、留置导尿管、直肠指诊与前列腺按摩等都可影响血清 PSA 值。初次 PSA 异常者应复查。

4. 前列腺超声检查　前列腺超声检查可观察前列腺形态与结构，测定前列腺体积、有无异常回声、突入膀胱的程度，了解膀胱的改变及残余尿量（postvoid residual urine volume），并可提供鉴别诊断的依据，检查时膀胱需要适度充盈，以储尿 200～300ml 为宜。经直肠超声检查（transrectal ultrasonography，TRUS）还可以精确测定前列腺体积（0.52 × 前后径 × 上下径 × 左右径）；重量为 1.05 × 前列腺的体积（g）。另外，经腹部超声检查可了解泌尿系统有无积水、扩张、结石、憩室或占位性病变。膀胱壁的厚度、小房小梁出现、憩室、结石均是对临床有指导价值的内容。

5. 尿流率检查　尿流率有两项主要指标（参数），即最大尿流率（maximumflow rate，Qmax）与平均尿流率（average flow rate，Qave），其中最大尿流率更为重要。但最大尿流率减低不能区分梗阻与逼尿肌收缩力减低。还需结合其他检查，必要时行尿动力学检查。最大尿流率存在着很大的个体差异与容量依赖性，因此，尿量在 150～200ml 时进行检查较为准确，必要时可重复检查以增加结果的可靠性。最大尿流率 <15ml/s 提示梗阻，<10ml/s 提示梗阻已较为严重，可作为手术指征之一，但这种判断只是一种粗略的估计，并非绝对，仍应当结合具体的个体情况加以分析，以免单纯依靠尿流率测定造成误诊、漏诊。

6. 尿动力学检查（urodynamics）　尿动力学检查是通

过压力 – 流率函数曲线图与 A–G 图来分析逼尿肌功能以及判断是否存在膀胱出口梗阻。对引起膀胱出口梗阻的原因有疑问或需要对膀胱功能进行评估时可进行此项检查，结合其他相关检查以除外神经系统病变或糖尿病所致神经源性膀胱的可能。BPH 患者拟行手术与微创治疗前如出现以下情况，建议行尿动力学检查：①尿量≤150ml；② 50 岁以下或 80 岁以上；③残余尿量 >300ml；④怀疑有神经系统病变或糖尿病所致神经源性膀胱；⑤双侧肾积水；⑥既往有盆腔或尿道的手术史。

7. 尿道膀胱镜检查（urethrocystoscopy） 怀疑 BPH 患者合并尿道狭窄、膀胱内占位性病变时建议进行此项检查。通过尿道膀胱镜检查可了解以下情况：①前列腺增大所致的尿道或膀胱颈梗阻特点；②膀胱小梁及憩室的形成；③膀胱颈后唇抬高所致的梗阻；④膀胱结石；⑤残余尿量测定；⑥膀胱肿瘤；⑦尿道狭窄的部位和程度。

8. 上尿路超声检查（upper urinary tract ultrasonography）可了解肾、输尿管有无积水、扩张、结石或占位病变。

9. 酌情进行 CT 与 MRI 检查 BPH 的诊断一般不需要进行 CT 与 MRI 检查，当可疑存在前列腺癌等其他病变时，CT 与 MRI 检查有利于鉴别诊断。

二、鉴别诊断

1. 神经源性膀胱功能障碍 本病常有脊髓或周围神经外伤史，肿瘤、糖尿病、血管疾病、脊椎疾病、神经管闭合不全、脊髓病变与多发性硬化症等病史，以及药物损伤史，比如长期应用降压、抗胆碱、抗组胺药。临床表现有尿急与急迫性尿失禁症状。良性前列腺增生是排尿踌躇与充溢性尿失禁。用膀胱测压或抗胆碱能药物试验，前者显示痉挛性膀胱图像，用药后膀胱功能改善；而后者用药后排尿更加困难，残余尿量增多。神经系统检查可见肛门括约肌松弛，阴茎海绵体反射消失；前列腺不大，无下尿路器质性梗阻。神经系统检查与脑电图、肌电图等电生理检查对鉴别诊断很有帮助，尿动力学检查则使诊断更加明确。

2. **膀胱颈挛缩** 本病亦称膀胱颈纤维化增生。多由慢性炎症所导致，发病年龄较轻，病史长，30 岁左右可能开始轻度排尿困难，40～50 岁症状逐渐加重，临床表现与前列腺增生相似，但检查前列腺并不增大。膀胱镜检查时膀胱颈后唇抬高，后尿道与膀胱三角区收缩变短，是最可靠的鉴别诊断方法。

3. **膀胱癌** 膀胱颈附近的膀胱癌，临床也表现为膀胱出口梗阻，3/4 以上患者以无痛性血尿为第一症状。其次有排尿困难，或膀胱激惹症状。直肠指检前列腺正常，通过膀胱镜与 CT 检查可确诊。

4. **前列腺癌** 本病常发生于前列腺外周带。早期前列腺癌通常没有症状，但肿瘤侵犯或阻塞尿道、膀胱颈时，则会发生类似下尿路梗阻或刺激症状，严重者可出现急性尿潴留、血尿、尿失禁。骨转移时会引起骨骼疼痛、病理性骨折、贫血、脊髓压迫导致下肢瘫痪等。直肠指检可发现前列腺不对称，表面有高低不平的硬性结节。血清 PSA 是前列腺癌特异的肿瘤指标，血 PSA 增高，B 超、CT、MRI 检查可以鉴别，晚期进行全身同位素扫描或 X 线检查可见骨转移灶。穿刺活检有助于确诊。

5. **前列腺结石**　本病有尿频、排尿困难等症状，但直肠指检前列腺质韧，可摸到质地坚硬的结节，有结石摩擦感，B 超或泌尿系平片、CT 可进一步确诊。

6. **尿道狭窄**　本病症状虽表现为排尿不畅、尿流变细、排尿无力，甚至出现急性或慢性尿潴留，但常有盆腔、会阴部、尿道外伤及尿道器械操作等损伤史，或淋病等尿道感染史。尿道膀胱造影与尿道镜检查可以确诊。

7. **前列腺炎**　前列腺感染时直肠指检腺体可增大，膀胱镜检及 X 线造影变化与前列腺增生相似，极易误诊。但前列腺炎时中叶并不增大，前列腺液检查常有脓细胞等异常变化，下尿路梗阻的程度也比 BPH 轻。

8. **急性前列腺炎引起尿潴留**　本病起病急，多发于青壮年。有高热恶寒、会阴部坠胀疼痛等全身、局部症状，血常规检查可见白细胞明显升高。肛门指检可发现前列腺肿大、灼热、触痛剧烈，或有波动感。

9. **前列腺结核**　前列腺因结核感染而肿大，可压迫前列腺尿道引起排尿困难与尿潴留。但有血精、精液减少、射精疼痛等症状表现，甚则阴囊或会阴部结核窦道形成。肛门指检可发现前列腺呈结节状，表面不规则，质地偏硬，轻度压痛。精液与前列腺液的结核杆菌检查能明确鉴别。

10. **前列腺肉瘤** 本病主要症状表现是排尿困难、急性尿潴留等膀胱颈部梗阻症状，呈进行性加重。好发于儿童，尤其是 10 岁以下儿童，亦见于青年。肉瘤生长迅速，可很快充满前列腺内并突入膀胱。肛门指检可发现前列腺高度增大，软如囊性。

三、辨证论治

前列腺增生相当于中医的精癃，其发病与湿热、气血、痰浊有关，而以肾虚、膀胱气化无力为本。故其基本病机与肾和膀胱的功能失调有关。根据其兼夹之邪不同，或夹湿热、瘀血、痰浊，临床辨证又有所区别。临床辨证又当分虚实，实则癃闭，虚则遗溺；暴闭多实，久癃多虚。

1. 肺热炽盛证

（1）主症：小便不畅或点滴不通。

（2）次症：①咽干，口燥；②胸闷，呼吸不利，咳嗽咳痰；③舌质红，苔薄黄，脉滑数。

治法：宣肺清热，通利水道。

方药：清肺饮（《疡疡机要》）加减。

茯苓、猪苓、灯心草、瞿麦、黄芩、桑白皮、泽泻、麦冬、山栀、车前子。

2. 湿热下注证

（1）主症：①尿少黄赤，尿频涩痛，点滴不畅，甚至尿闭；②舌质红，苔黄腻，脉数。

（2）次症：①小腹胀满；②口渴不欲饮；③发热或大便秘结。

治法：清热利湿。

方药：萆柏清导汤（庞保珍经验方）

草薢、黄柏、茯苓、车前子、薏苡仁、苍术、厚朴、白术、滑石、甘草、石菖蒲。

中成药：花红胶囊，口服，每次4~5粒，每日3次。

3. 中气下陷证

（1）主症：①小腹坠胀；②小便欲解不爽，尿失禁或夜间遗尿；③精神倦怠，少气懒言。

（2）次症：①舌质淡，苔薄白；②脉濡细。

治法：补益中气。

方药：济中毓麟汤（庞保珍经验方）

黄芪、人参、甘草、白术、升麻、柴胡、当归、菟丝子、巴戟天、杜仲、砂仁。

中成药：补中益气丸，口服，大蜜丸，每次1丸，每日2次。

4. 肾阴虚证

（1）主症：①小便频数不爽，淋漓不尽；②腰酸膝软。

（2）次症：①头晕目眩，失眠多梦；②咽干；③舌红，苔黄，脉细数。

治法：滋阴降火。

方药：知柏地黄丸（《医宗金鉴》）加减。

知母、黄柏、乌梅、生地黄、熟地、白芍、麦冬、甘草、牡丹皮、女贞子。

中成药：知柏地黄丸，口服，每次 3～6g，每日 2 次。

5. 肾阳虚证

（1）主症：①排尿无力，失禁或遗尿，点滴不尽；②神倦畏寒，腰膝酸软无力，手足不温。

（2）次症：①面色㿠白；②舌质淡，苔白，脉沉细。

治法：温补肾阳。

方药：右归丸（《景岳全书》）加减。

熟地、山药、枸杞子、山茱萸、川牛膝、菟丝子、鹿胶、龟胶、淫羊藿、丹参。

中成药：佳蓉片，口服，每次 5 片，每日 3 次；或龙鹿胶囊，口服，每次 5 粒，每日 3 次；或海龙胶口服液，口服，每次 40ml（2 支），每日 1～2 次。

6. 气滞血瘀证

（1）主症：①小便努责方出或点滴全无；②小腹胀痛；③舌质紫黯或有瘀斑。

（2）次症：①偶有血尿或血精；②苔白或黄；③脉沉弦或细涩。

治法：行气活血。

方药：血府逐瘀汤（《医林改错》）加减。

桃仁、红花、赤芍、川芎、当归、枳壳、柴胡、路路通、川牛膝、鸡血藤。

中成药：血府逐瘀口服液，口服，每次1支，每日3次。

四、预防与调摄

1. 调节情志，保持心情舒畅，切忌悲观、忧思恼怒，避免因情志因素导致病情加重。

2. 避免久坐与过度憋尿，防止引起泌尿系感染及形成膀胱结石。

3. 合理膳食。饮食清淡、忌酒，忌食辛辣等刺激性食物。可适量服食坚果类食物，如选用南瓜子、葵花籽等。

4. 保持大便通畅。多吃蔬菜，尤其含纤维性食物，保持大便通畅，慎用燥热之补益药与食品。晚餐后至睡前尽量少摄入水分，减少夜尿次数。

5. 适量运动。坚持适当体育活动，增强体质，抗御外邪。

6. 气候变冷时，注意保暖，避免感冒；特别是注意下半身、会阴部保暖。

第三节　精囊炎

精囊炎是由细菌或寄生虫侵入精囊腺而引起的炎症，为精囊非特异性感染疾病，多见于 20～40 岁青壮年。临床可分为急性精囊炎和慢性精囊炎两类，以后者较多见。临床以精液里混有不同程度的血液，可伴有尿频、尿急、尿痛、射精疼痛、会阴不适等症状为特征。因其与前列腺炎在病因和感染途径方面相同，故常与前列腺炎同时发生，且是复发性附睾炎的病因。

根据其临床表现，精囊炎以精液中含有血液为特征，属中医"血证"范畴，与中医学之"血精症"相似，其病位在精室。临床虽有虚实之分，但以虚证居多。根据临床观察，本病经正规治疗，一般能获效，预后良好。

一、诊断

（一）病史

是否有尿道炎反复发作病史，长期禁欲或频繁手淫史，是否性生活过频，是否有性病史、结核病史、生殖系统手术及外伤史，包括是否酗酒也应询问记录。

（二）临床表现

急性精囊炎与急性前列腺炎临床表现相似，可见尿频、尿急、尿痛、会阴部及肛门胀痛，伴有寒战高热，甚则出现终末血尿及排尿困难，性交时由于射精疼痛而出现暂时性射精抑制，精液呈红色或带血块。慢性精囊炎的主要临床表现为间歇性血精，精液呈粉红色、黯红色或血块，这种血精情况可持续较长时间；耻骨上区隐痛，并伴会阴部不适；其次有性欲减退、早泄、遗精和性交疼痛，尤以射精时疼痛加剧。

（三）体征

肛门指诊：急性精囊炎时可触及肿大的精囊腺，压痛明显，下腹部、会阴部亦可有压痛；慢性者精囊常无增大，但按压前列腺附近可有压痛。

（四）辅助检查

1. **血常规**　急性者可见白细胞升高。

2. **精液常规**　精液检查可出现很多红细胞、白细胞，急性者尤为明显；精子活动率、活力可下降。

3. **精液细菌培养**　常可培养出致病菌。

4. **经直肠 B 超或 CT 检查**　常提示精囊腺体积增大，囊壁增厚，边缘粗糙，囊内透声差。

5. **精囊造影检查**　主要适用于慢性精囊炎。方法是经射精管口插管逆行造影，或穿刺输精管注入造影剂后摄片，可见精囊形态不规则，边缘欠光滑。

二、鉴别诊断

1. **精囊结核**　与精囊炎相比，该病发生时间较晚，精液量减少，呈粉红色带有血丝，严重时精液完全呈血液状；

精囊腺指诊检查有时可触及局部变硬或有结节；X线摄片精囊区有钙化影。造影见精囊轮廓不规则，扩张或破坏。精液中可查出结核杆菌。

2. **精囊囊肿**　该病发生时间较晚，精液呈淡红色，精子计数及精液量略减少，无射精痛，囊肿较大压迫周围组织时可见腹部、腰部疼痛，排尿困难，可影响生育。有时肛诊可以触及。经直肠彩超可以明确诊断。

3. **精囊癌**　本病精液呈鲜红色，精液量及精子数目均下降，无射精疼痛，无腹股沟及睾丸疼痛，有尿频、尿痛及血尿。肛诊可触及精囊不规则硬结。造影精囊轮廓不清有破坏，发病年龄较精囊炎者为高。

4. **前列腺结石、精囊结石**　可见精液量减少，色黯红，精子计数下降，射精痛存在，合并感染时会阴部放射痛、阴茎疼痛明显，排尿困难常存在，但不影响生育。肛诊可见局部增大压痛。B超可了解结石情况，但注意与钙化影区别。发病年龄多在40岁以上。

5. **淋病性精囊炎**　该病患者有不洁性生活史或其他传染源接触史，精液色红，镜检可查到淋球菌。肛诊触痛明显。青年人发病率高。

三、辨证论治

精囊炎属中医的"血精症"范畴，其主要特征是性交或手淫或遗精时射出含有血液的精液，精液颜色可为鲜红色、淡红色或黯红色或虽颜色无明显变化，但精液化验镜下有红细胞。其病因病机较为复杂，但总分为虚、实两个方面。实证多为湿热火毒之邪下扰精室，络破血溢而成，临床以青壮年和本病初期为主；虚证多为脾肾亏虚，气虚不摄，血不归经而成，临床以年老体衰，久病正虚者为主，其发病较缓，病程较长。临床辨证实证又当分清湿、热、瘀、毒；虚证需明辨气、血、阴、阳。

凡具备主症 2 项及次症 1 项即可诊断。

1. 湿热下注证

（1）主症：①精液带血，射精疼痛；②舌质红，苔黄腻，脉滑数或弦数。

（2）次症：①会阴潮湿，小便短赤；②尿频、尿急、尿痛或小便淋漓不尽。

治法：清热化湿，凉血止血。

方药：龙胆泻肝汤（《医方集解》）加减。

龙胆草、黄芩、栀子、柴胡、泽泻、萆薢、车前子、当归、生地黄、生甘草、黄柏。

中成药：龙胆泻肝丸，口服，每次 6g，每日 2 次；或四妙丸，口服，每次 5g，每日 3 次。

2. 阴虚火旺证

（1）主症：①精液色红；②舌质红，苔少，脉细数。

（2）次症：①五心烦热，潮热盗汗；②腰膝酸软，形体消瘦，口咽干燥。

治法：滋阴泻火，凉血安络。

方药：知柏地黄丸（《医宗金鉴》）加减。

知母、黄柏、乌梅、生地黄、熟地、白芍、麦冬、甘草、牡丹皮、女贞子。

中成药：知柏地黄丸，口服，每次 8 丸，每日 3 次。

3. 瘀血阻滞证

（1）主症：①血精日久不愈；②精色黯红，或夹血块及血丝；③舌质黯红，或有瘀斑瘀点，脉沉细涩。

（2）次症：①射精疼痛或伴会阴及阴茎疼痛；②外伤手术史。

治法：活血止血，化瘀通络。

方药：三七归经汤（庞保珍经验方）。

三七、熟地黄、当归、赤芍、川芎、桃仁、红花、马齿苋、蒲黄、阿胶。

中成药：云南白药胶囊，口服，每次 1~2 粒，每日 4 次。

4. 脾肾气虚证

（1）主症：①血精反复发作，日久不愈，精色淡红；②舌质淡胖，脉沉细无力。

（2）次症：①身倦乏力，面色无华，食少便溏；②头晕腰酸，阴部酸坠不适，小便不利或清长。

治法：补肾健脾，益气摄血。

方药：济气摄血汤（庞保珍经验方）。

熟地黄、山药、当归、枸杞子、山萸肉、五味子、人参、黄芪、白术、茯苓、阿胶、蒲黄。

中成药：无比山药丸，口服，每次 9g，每日 2 次。

四、预防与调摄

1. 适量运动，增强体质，注意养生保健，尽量使机体处于阴平阳秘的最佳状态。

2. 合理膳食，尤其忌食辛辣刺激性食物，戒烟酒。

3. 注意房事养生。性生活要有规律，不频繁性交，也不长期禁欲，更不应性交不射精。不禁欲、不纵欲。禁欲则使前列腺液淤积日久产生炎症，纵欲易使前列腺长时间充血，局部抵抗力降低易致细菌感染。

4. 避免经常长时间骑自行车或久坐刺激前列腺局部，以免造成前列腺充血，引发前列腺炎。

5. 注意个人清洁卫生，经常清洗会阴部，包皮过长者则应行包皮环切术。

6. 洁身自爱，杜绝不正当性交，以免引起尿道炎，进而引起泌尿系统炎症。

7. 应积极治疗上呼吸道感染，扁桃体炎、口腔炎症、泌尿系统炎症、性病等疾病。

8. 急性期禁止做前列腺按摩，以防炎症扩散。

9. 本病与高血压、动脉硬化、前列腺等病有密切联系，因此凡是血精患者均应查血压及脑彩超等，以排除高血压等病。有高血压、动脉硬化、前列腺炎者必须同时治疗才能取得良好的效果。

10．本病及时治疗，一般在 8～10 天即可肉眼见血精消失。但不能停止治疗，疗程应满 3 周或更长，慢性精囊炎应延长至 1 个月或更长。

11．本病病机复杂，病程缠绵，症状繁多，故应树立战胜疾病的信心，调节生活的节奏，解除思想顾虑，勿乱用药物，应到正规医院进行系统规范的治疗。

第四章
睾丸疾病

第一节　急性非特异性睾丸炎

急性非特异性睾丸炎，常见致病菌为大肠杆菌、变形杆菌与葡萄球菌等。主要表现以发病较急，发热恶寒，一侧或双侧睾丸肿大、疼痛等为临床特征。本病主要系受急性附睾炎累及，血运感染少见。急性非特异性睾丸炎属中医"子痈"范畴。

一、诊断

（一）病史

有急慢性附睾炎史、膀胱炎史、尿道炎史、前列腺手术史或长期留置导尿管的病史。

（二）临床表现

一侧睾丸疼痛，向腹股沟放射。伴有寒战、高热、恶心、呕吐。

（三）体征

阴囊皮肤红肿，睾丸肿大，触痛明显，常伴有附睾肿大、压痛，并可伴有鞘膜积液。

（四）辅助检查

1. 血常规检查　白细胞计数及中性粒细胞比例明显升高。

2. 尿常规检查　可见有白细胞与红细胞。

3. **超声检查**　伴有鞘膜积液时，超声诊断检查可提示睾丸附睾炎症范围。彩色超声诊断有助于与精索、睾丸及附睾扭转及与嵌顿斜疝的鉴别诊断。

二、鉴别诊断

1. **嵌顿性腹股沟斜疝**　临床上表现为腹股沟区有一突出的肿块，有时可进入阴囊，疝块突然增大，并伴有明显疼痛。平卧或用手推送不能使疝块回纳。肿块紧张发硬，且有明显触痛，但睾丸无肿胀压痛。彩超有助于鉴别诊断。

2. **睾丸扭转**　多见于青少年，有剧烈运动或阴囊损伤的诱因。其典型症状突然发生一侧阴囊内睾丸疼痛，呈持续性，阵发加重，疼痛可向腹股沟下及下腹部放射，伴恶心、呕吐，甚至出现休克。阴囊触诊检查睾丸的位置常因提睾肌痉挛及精索缩短而上移或呈横位，附睾也移位至睾丸的前面、侧面或上方，阴囊抬高试验（Prehn sign）阳性，即托起阴囊可使疼痛加剧，并可扪及精索呈麻绳状扭曲。放射性核素睾丸扫描及超声多普勒检查显示扭转侧睾丸血流灌注减少，前者呈放射性冷区，后者血流声减弱甚至消失。

3. **腮腺炎性睾丸炎**　常在流行性腮腺炎后 3~4 日出现，全身症状较轻，一般 10 天左右症状消退。临床表现为一侧或双侧睾丸疼痛，阴囊轻度红肿，伴发热；一侧或双侧睾丸肿大、压痛明显。睾丸附睾不融合。可查及腮腺肿大、压痛，常有睾丸萎缩后遗症，有的可引起不育。血常规正常，在呼吸道和生殖道分泌液的微生物学检验中可查到相应的腮腺炎病毒。

4. **急性附睾炎**　青壮年易发病。多继发于后尿道炎、前列腺炎及精囊炎，有时做尿道器械操作或长期留置导尿管也可引起附睾炎。临床上表现为阴囊肿痛，疼痛可向患侧腹股沟及下腹放射，常伴有高热，亦可伴有尿路刺激症状。检查可见阴囊红肿，患侧精索及下腹部有压痛，附睾肿大，有明显触痛，早期可触及附睾、睾丸间隙，后期两者融成一硬块并可出现继发性鞘膜积液。

5. **睾丸内急性出血**　也可以急性起病，局部表现睾丸明显肿痛。但是本病多有长期的结节性多动脉炎病史，彩色多普勒超声检查可以鉴别。

三、辨证论治

1. **湿热下注证**

（1）主症：①睾丸或附睾疼痛；②阴囊皮肤红肿，皱纹消失，焮热疼痛；③伴有恶寒发热；④舌苔黄腻，脉滑数。

（2）次症：①少腹抽痛；②多见于成人；③脓肿形成时，按之应指。

治法：清热利湿，解毒消肿。

方药：龙胆泻肝汤（《医方集解》）加减。

龙胆草、黄芩、栀子、柴胡、泽泻、萆薢、车前子、当归、生地黄、生甘草、黄柏、蒲公英、金银花。

中成药：四妙丸，口服，每次 5g，每日 3 次。

2. 气滞痰凝症

（1）主症：①附睾结节，子系粗肿，触痛轻微，牵引少腹不适；②心烦；③长叹息。

（2）次症：①一般无全身症状；②舌淡，苔薄腻；③脉滑。

治法：疏肝理气，化痰散结。

方药：橘核肾子汤（庞保珍经验方）

橘核、海藻、昆布、白芥子、川楝子、桃仁、厚朴、木通、枳实、延胡索、桂心、乌药。

中成药：橘核丸，口服，每次 10g，每日 2 次。

3. 阳虚寒凝证

（1）主症：①附睾结节，子系粗肿，无触痛感；②阴囊寒冷；③舌质淡或有齿痕。

（2）次症：①阳痿；②遗精；③可有腰酸；④脉沉或细。

治法：温补肾阳，散寒解凝。

方药：阳和汤（《外科全生集》）。

熟地、肉桂、麻黄、鹿角胶、白芥子、姜炭、生甘草。

中成药：少腹逐瘀丸，口服，每次 1 丸，每日 2～3 次。

4. 肝肾不足证

（1）主症：①一侧或双侧睾丸萎缩，或偏小偏软，偶有隐痛；②口干溲黄；③舌红。

（2）次症：①腰酸乏力；②脉细。

治法：补益肝肾，兼清余邪。

方药：六草汤（庞保珍经验方）

熟地、山药、山萸肉、丹皮、泽泻、茯苓、枸杞子、制首乌、紫河车、萆薢、石菖蒲、甘草。

中成药：大补阴丸，口服，每次 9g，每日 3 次。

四、预防与调摄

1. 急性期宜卧床休息，慢性期可适当活动。

2. 积极治疗原发感染，如尿道炎、前列腺炎、精囊炎、腮腺炎等疾患。

3. 治疗期间，暂时中断或减少房事。

4. 忌饮酒，忌食葱、蒜、辣椒等刺激性食物，注意合理膳食。

第二节 腮腺炎性睾丸炎

腮腺炎性睾丸炎是流行性腮腺炎在生殖系统的主要并发症，为腮腺炎病毒经血行感染睾丸，为睾丸的特异性感染。据统计，12%～20% 腮腺炎患者并发睾丸炎。30%～50% 的患者可发生不同程度的睾丸萎缩，如为双侧受累，可能导致不育。

本病中医称为"卵子瘟""瘟睾"。

一、诊断

（一）病史

流行病学史表现为发病前 14～28 天，有与流行性腮腺炎患者接触史或当地有流行性腮腺炎流行。

（二）临床表现

睾丸或附睾肿痛。发热、头痛、乏力、食欲不振等，单侧或双侧腮腺和（或）其他唾液腺肿胀、疼痛，张口和咀嚼或进食酸性食物时疼痛加剧。

局部表现为睾丸疼痛，有时疼痛剧烈，可向腹股沟区等部位放射。

（三）体征

睾丸肿大疼痛，触痛明显，两颊疼痛，体温增高。阴囊皮肤红肿，部分患者可触及睾丸鞘膜积液。

（四）辅助检查

1. **血常规检查**　腮腺炎性并发睾丸炎者白细胞可以增高。

2. **血清淀粉酶，尿淀粉酶测定**　90% 患者发病早期血清和尿淀粉酶增高。

3. **酶联免疫吸附试验（ELISA）检测**　腮腺炎病毒IgM/IgA 酶联免疫吸附试验检测。IgM 用于腮腺炎的早期诊断。

4. **病毒培养分离**　将唾液及尿液收集后及时送实验室进行培养分离。用以确诊。

二、鉴别诊断

1. **睾丸扭转**　睾丸扭转无腮腺炎病史，急性发病，一般有剧烈运动或外伤史，疼痛剧烈伴有精索走行区的疼痛不适。触诊睾丸位置可上移或呈横卧，精索呈麻绳状扭曲。通过睾丸彩色多普勒检查可助鉴别，需手术治疗。

2. **嵌顿性斜疝**　嵌顿性斜疝无腮腺炎病史，常反复发作，疝环口较松弛，局部检查睾丸、附睾均正常。彩色多普勒检查可助鉴别。

3. **睾丸炎**　也表现为疼痛、不适。睾丸炎常由于病原微生物逆行，或经血行感染睾丸所致。也常有发热、睾丸明显触痛，尿中有大量白细胞，但无两颊部肿痛，无血淀粉酶、尿淀粉酶升高。

三、辨证论治

本病为实证、热证。为感受温热毒邪所致，具有一定的传染性和季节性。为风温疫气侵犯少阳胆经，移热于肝，结于肾子所致。

凡具备主症及次症 1 项即可诊断。

1. 瘟毒下注证

（1）主症：①腮部漫肿，发热，头痛；②一侧睾丸突发肿痛，阴囊红肿。

（2）次症：①烦躁口渴；②大便干结，小便短赤；③舌红，苔黄或黄腻，脉滑数。

治法：清瘟败毒，消肿散结。

方药：普济消毒饮加减。

柴胡、黄芩、板蓝根、连翘、蒲公英、玄参、炒牛蒡子、僵蚕、炙升麻、青皮、炙甘草。

中成药：银翘解毒丸，口服，每次 9g，每日 2~3 次，鲜芦根煎汤或温开水送服；或牛黄解毒片，每次 3~4 片，每日 3 次，温开水送服。

2. 肝肾不足证

（1）主症：①腮腺炎性睾丸炎后期，睾丸日渐萎缩；②其质松软，偶有隐痛。

（2）次症：①口干溲黄，腰酸乏力，五心烦热；②潮热盗汗；③舌红苔少，脉细数。

治法：补益肝肾，兼清余邪。

方药：六萆汤（庞保珍经验方）

熟地、山药、山萸肉、丹皮、泽泻、茯苓、枸杞子、制首乌、紫河车、萆薢、石菖蒲、甘草。

中成药：大补阴丸，口服，每次 9g，每日 3 次。

四、预防与调摄

1. 病毒性腮腺炎流行期间，应该尽量避免到公共场所活动，室内经常开窗通风换气。一旦出现腮腺炎症状，应该立即正规治疗，不要延误治疗时机，尽可能防止并发睾丸炎。

2. 卧床休息，酌情用阴囊托或丁字带托起阴囊，局部冷敷有一定效果。

3. 发病早期酌情给予流行性腮腺炎康复血清，可减少睾丸炎的发生。1 岁后用腮腺炎减毒活疫苗是有效和安全的预防方法。

4. 忌食辛辣油腻煎炒食物。

5. 急性感染期禁止性生活。

6. 应隔离腮腺炎患者至腮腺完全消肿为止。

第三节　附睾炎

急性附睾炎较常见。青壮年易发病。主要致病菌有大肠杆菌、葡萄球菌，淋菌及衣原体亦常见。致病菌可因尿道感染通过输精管侵入附睾，也可因扁桃体炎、牙齿感染、肺部感染等进入血流累及附睾。双侧附睾炎可致男子不育症。

慢性附睾炎在临床较常见。可因急性附睾炎未彻底治疗迁延而成，亦可因慢性前列腺炎而牵累。

附睾炎包括在中医的子痈范畴。

一、诊断

（一）病史

急性附睾炎起病前往往有性交、创伤、导尿等诱因。

慢性附睾炎有急性附睾炎或慢性前列腺炎病史。

（二）临床表现

急性附睾炎起病急，进展快，阴囊肿痛。疼痛可向患侧腹股沟及下腹放射。常伴有高热，亦可伴有尿路刺激症状。

慢性附睾炎表现一侧阴囊长期的或间断性的疼痛，向腹股沟放射。

（三）体征

急性附睾炎急性阴囊红肿疼痛，患侧精索及下腹部有压痛，附睾肿大，有明显触痛，早期可触及附睾、睾丸间隙，后期两者融成一硬块并可出现继发性鞘膜积液。肛门指诊检查前列腺有触痛、质地不均等炎症征象。

慢性附睾炎附睾轻度增大、变硬、有结节感、轻度压痛。精索、输精管轻度增粗或触痛。部分患者前列腺触痛、质韧、不均。

（四）辅助检查

1. **实验室检查**　急性附睾炎血常规白细胞总数及中性粒细胞比例明显升高。尿常规可检出红细胞、白细胞。

2. **超声诊断**　可显示阴囊内附睾及睾丸的炎症范围。在排除精索、睾丸附睾及睾丸附件扭转上，彩色 B 超检查有一定的鉴别诊断价值。

二、鉴别诊断

1. **精索、睾丸扭转**　多发生于青少年，常在剧烈活动之后出现，精索、附睾、睾丸同时发生扭转。扭转早期可在睾丸前侧扪及附睾，睾丸上提；后期见睾丸和附睾均肿大，疼痛加重，压痛明显，较难与附睾炎鉴别。但精索扭转时上抬睾丸，疼痛加重（Prehn 征）；而附睾炎时，上抬睾丸疼痛减轻。尤其急性附睾炎需注意与精索扭转和附睾、睾丸附件扭转的鉴别诊断，如现有检查不能明确鉴别，不宜苛求术前确诊，必要时征得家属同意可及早手术探查，以免延误抢救睾丸的时机。

2. **睾丸肿瘤**　常无疼痛，睾丸肿块与正常附睾易于区分。尿常规、前列腺液图片正常。超声检查有诊断价值。必要时应尽早手术探查。

3. **嵌顿性斜疝** 嵌顿性斜疝虽然也可出现阴囊内疼痛，但体检可以发现睾丸、附睾均正常。此外，近睾丸上方的肿物有还纳的病史。阴囊部彩色多普勒检查可助鉴别。

三、辨证论治

辨阴阳，一般而言，急性子痈多属实证、热证；慢性子痈多为虚证或本虚标实证。发病突然，病程短，阴囊局部疼痛较重与红肿，舌红，苔黄腻者，为湿热毒邪内侵；发病缓慢，睾丸坠胀或坠痛，附睾肿大，舌淡或有瘀点，脉弦者，多为肝气郁结，血脉瘀阻；睾丸疼痛不明显，附睾肿大，质地较硬，舌有瘀斑，苔白腻，脉弦滑者，多为痰瘀交阻；如局部溃破，流出脓液稠厚，表明正气充盛；如脓液清稀，多属气血亏虚。

（一）急性子痈

1. **湿热下注证**

多见于成人。

（1）主症：①睾丸或附睾肿大疼痛；②阴囊皮肤红肿，皱纹消失，焮热疼痛，脓肿形成时，按之应指；③舌苔黄腻，脉滑数。

（2）次症：①恶寒发热；②少腹抽痛。

治法：清热利湿，解毒消肿。

方药：龙胆泻肝汤（《医方集解》）加减。

龙胆草、黄芩、栀子、柴胡、泽泻、萆薢、车前子、当归、生地黄、生甘草、黄柏。

中成药：四妙丸，口服，每次 5g，每日 3 次。

2. 瘟毒下注证

多见于儿童。多因患痧腮并发（又称卵子瘟）。

（1）主症：①睾丸肿大疼痛；②苔黄，脉数。

（2）次症：①恶寒发热；②一般不会化脓。

治法：清瘟败毒，消肿散结。

方药：普济消毒饮加减。

柴胡、黄芩、板蓝根、连翘、蒲公英、玄参、炒牛蒡子、僵蚕、炙升麻、青皮、炙甘草。

中成药：银翘解毒丸，口服，每次 9g，每日 2~3 次，鲜芦根煎汤或温开水送服；或牛黄解毒片，口服，每次 3~4 片，每日 3 次，温开水送服。

（二）慢性子痈

1. 气滞痰凝证

（1）主症：①附睾结节，子系粗肿；②触痛轻微，牵引少腹不适。

（2）次症：①一般无全身症状；②苔薄腻，脉滑。

治法：疏肝理气，化痰散结。

方药：橘核肾子汤（庞保珍经验方）

橘核、海藻、昆布、白芥子、川楝子、桃仁、厚朴、木通、枳实、延胡索、桂心、乌药。

中成药：橘核丸，每次 10g，每日 2 次。

2. 阳虚寒凝证

（1）主症：①附睾结节，子系粗肿，无触痛感；②阴囊寒冷。

（2）次症：①可有腰酸，阳痿，遗精；②舌质淡或有齿痕，脉沉或细。

治法：温补肾阳，散寒解凝。

方药：阳和汤（《外科全生集》）。

熟地、肉桂、麻黄、鹿角胶、白芥子、姜炭、生甘草。

中成药：少腹逐瘀丸：口服。每次1丸，每日2~3次。

四、预防与调摄

1. 尽量保持阴部卫生，减少感染机会。

2. 避免长时间留置尿管，防止逆行感染。

3. 急性期宜卧床休息。

4. 避免睾丸外伤。

5. 急性期禁止房事，慢性期节制房事。

6. 忌食煎炸燥热之品，戒酒。

7. 应尽早治疗，彻底治愈，以防造成无精子症。

第五章
其他疾病

《 第一节　精索静脉曲张 》

精索静脉曲张是一种血管病变，指精索内蔓状静脉丛的异常扩张、伸长及迂曲，可导致疼痛不适与进行性睾丸功能减退，是男性不育的常见原因之一。

精索静脉曲张常见于左侧，约占 77%～92%，双侧为 10%（7%～22%），单纯发生于右侧的少见（1%）。

精索静脉曲张按年龄可分为成年型（年龄 >18 岁）与青少年型（10～18 岁）。按病因可分为原发性与继发性。原发性多见于青壮年，病因不明，直立或行走时明显，平卧休息后可缓解；继发性少见，是由左肾静脉或下腔静脉病理性阻塞、外在压迫等造成精索静脉回流阻碍所致，平卧后不能缓解。

中医文献中无此病名，根据其临床表现，属中医学"筋瘤""筋疝"的范畴。

一、诊断
（一）病史
询问是否有长期站立工作史，是否有其他血管疾病（如下肢静脉曲张、痔）史等。

精索静脉曲张患者可出现患侧阴囊部持续性或间歇性的坠胀感、隐痛与钝痛，站立与行走时明显，平卧休息后减轻。多数患者是在体检时发现阴囊内无痛性蚯蚓状团块，平卧休息后减轻，或因为不育就诊时被发现。

应注意询问既往史与婚育史。

（二）临床表现

多数患者无明显症状，或在体检、不育检查时发现，或发现阴囊中无痛性蚯蚓状团块。一些患者表现为阴囊坠胀不适，睾丸部隐痛，疼痛可向腹股沟区、下腹、会阴部放射，站立及行走时加重。久站可出现阴囊部坠胀，阴囊皮肤松弛，精索静脉粗大迂曲。严重者阴囊坠胀不适，睾丸或少腹抽痛，阴囊下垂、潮湿，静脉迂曲、裸露，呈蚯蚓状，甚则出现腰膝酸软、阳痿、早泄、不育等。部分患者没有明显症状。

（三）体征

视诊或触诊时有蚯蚓状的曲张静脉，站立时血管充盈，平卧时消失。

体格检查应在温暖舒适环境中进行。除系统全身检查外，尤应重点对阴囊及其内容物等进行检查，包括站立位与平卧位检查，并行瓦尔萨尔瓦动作（Valsalva maneuver）试验以了解患者是否存在迂曲、扩张的静脉团。检查内容包括睾丸大小与质地、附睾、输精管、精索及其血管等。若睾丸变小、变软是睾丸功能不全的征象。

对瘦长体型患者，应注意鉴别瘦长体型患者可能存在的肾静脉受压综合征（renal vein entrapment syndrome）。

（四）辅助检查

1. **彩色多普勒超声检查**　彩色多普勒超声检查是精索静脉曲张的首选辅助检查手段，对精索静脉曲张的诊断与分型具有重要价值，其诊断的敏感性和特异性均较高，且可在不育患者中发现更多的亚临床型精索静脉曲张患者。彩色多普勒超声检查既能了解组织器官的解剖结构，包括精索、睾丸与附睾等，又能了解相应部位的血流状况，能清楚地显示静脉内有无血液反流，反流部位、程度及与呼吸、Valsalva动作的关系等。

2. **可酌情选用 CT、MRI**　一般不推荐，仅对继发性精索静脉曲张寻找病因及鉴别诊断时可选。

3. **可酌情选用血管造影**　精索内静脉造影有助于减少高位结扎手术的失败率与分析手术失败原因。

（五）精索静脉曲张的分度

1. **按体格检查分度**　①临床型 Ⅰ 度：阴囊触诊时无异常，但患者屏气增加腹压（Valsalva 试验）时可扪及曲张的精索静脉；②临床型 Ⅱ 度：阴囊触诊可扪及曲张的精索静脉；③临床型 Ⅲ 度：视诊可看见阴囊内曲张静脉团块，阴囊触诊时可扪及明显增大、曲张的静脉团。

2. **彩色多普勒超声分度**　彩色多普勒超声诊断精索静脉曲张的分度标准：按照临床和超声诊断可将精索静脉曲张分为临床型与亚临床型，其中临床型分为 3 度。①亚临床型精索静脉曲张：临床触诊阴性而超声平静呼吸检查：DR 1.8～2.1mm，但无反流，在 Valsalva 动作时有反流，TR

1~2s；②临床型精索静脉曲张Ⅰ度：临床触诊阳性且超声平静呼吸检查 DR 2.2~2.7mm，在 Valsalva 动作时有反流，TR 2~4s；③临床型精索静脉曲张Ⅱ度：临床触诊阳性且超声平静呼吸检查 DR 2.8~3.1mm，在 Valsalva 动作时有反流，TR 4~6s；④临床型精索静脉曲张Ⅲ度：临床触诊阳性且超声平静呼吸检查 DR≥3.1mm，在 Valsalva 动作时有反流，TR≥6s。

对程度较轻或可疑精索静脉曲张患者，宜采用立位超声检查以提高超声检出率。中度与重度患者可采用平卧位超声扫查，对于观察静脉反流及其程度有帮助。

3. 精索内静脉造影下的分度 依据精索内静脉造影的结果可分为3度：①轻度：造影剂在精索内静脉内逆流长度达5cm；②中度：造影剂逆流至腰椎4~5水平；③重度：造影剂逆流至阴囊内。

（六）睾丸功能评价

1. 睾丸的大小、质地 睾丸大小、质地易受主观因素影响，睾丸大小可通过 Prader 睾丸测量器或彩色多普勒超声进行测量，但前者易高估睾丸容积，尤其是在小睾丸的情况下。一般认为，彩色多普勒超声测量更精确，睾丸容积的计算公式为：睾丸容积（ml）=睾丸长度（mm）×宽度（mm）×厚度（mm）×0.71，通常认为：生精功能正常的双侧睾丸超声下总容积为20ml以上，而用 Prader 睾丸测量器总容积为30~35ml以上。对青少年精索静脉曲张患者，可采用游标卡尺与彩色多普勒超声测量睾丸大小并计算睾丸萎缩指数。通过睾丸萎缩指数 >15% 来判定睾丸是否有萎缩，萎缩指数 =（右侧睾丸容积 - 左侧睾丸容积）/ 右侧睾丸容积 × 100%。

2. **精液检查** 对不育患者或有生育要求者推荐精液检查，鉴于精液质量存在波动，建议在 3 周内连续两次精液检查，检测项目应包括：精液量、液化时间、pH 值、精子浓度、形态学、活动率等。

可酌情选查：精子 DNA 碎片，精子功能检测，精浆生化、微量元素（如锌）、中性 α- 葡糖苷酶等检测。

3. **血清睾酮** 血清总睾酮检查，血清游离睾酮或生物活性睾酮检测。

血清 FSH 系评价睾丸生精功能较好的指标，较低的血清 FSH 水平提示较好的睾丸生精功能，也预示着较好的治疗效果。有研究认为 FSH、LH 与青少年精索静脉曲张患者睾丸生精功能相关性大，可用于评价其睾丸生精功能。

4. **酌情睾丸活检** 一般不推荐，仅在使用上述方法后仍不能充分评价睾丸生精功能时使用。

二、鉴别诊断

1. **阴囊血肿** 多由手术或外伤引起，阴囊肿胀，皮肤颜色青紫或瘀斑，压痛，穿刺可抽出血性液体，临床表现与体位变化无关。一般经治疗后很快痊愈。

2. **鞘膜积液** 本病阴囊内肿块，阴囊坠胀或无明显不适。鞘膜积液多为卵圆形，质软，光滑并有囊性感，无触痛。透光试验阳性。睾丸鞘膜积液者睾丸触摸不清。精索鞘膜积液与睾丸分界清楚。B超检查呈液性暗区，可协助诊断。

3. **慢性附睾炎**　为感染性疾患，该病多见于成年人，可发生于任何年龄。患者自觉阴囊睾丸不适、隐痛、下坠。有急性附睾炎或慢性前列腺炎、精囊腺炎病史。触诊患者附睾增厚、增大，触有硬结，有轻度压痛。

4. **慢性前列腺炎**　也常有睾丸胀痛，但多数伴有慢性前列腺炎的其他症状，如尿频、尿急、会阴胀痛或隐痛，前列腺液常规检查白细胞增加；触诊无精索静脉曲张。

5. **精索囊肿**　一般症状不明显，仅限于阴囊内有圆形或半月形囊肿，界限清楚。

6. **输精管附睾结核**　本病阴囊部位坠胀不适，但输精管增粗呈串珠状硬结改变，附睾尾部有不规则肿大、变硬及硬结，可与阴囊粘连形成窦道。

7. **丝虫性精索淋巴管扩张**　精索增厚、迂曲、扩张，与精索静脉曲张相似，但有反复发作的丝虫性精索炎史，触诊于精索下部有较细的索团状肿块，立位明显，卧位减轻，可伴有鞘膜积液，入睡后外周血液可找到微丝蚴（有鞘膜积液者可在积液中找到）。

三、辨证论治

精索静脉曲张相当于中医的筋瘤，该病多属实证，以络脉阻滞为患，其发病与痰热、寒湿、瘀血、肾虚有关；病位在肝肾，肾精亏虚为本，血脉瘀阻为标，二者互为因果，导致不育。临床辨证应局部与整体相结合，察局部以分轻重，视整体以察虚实。分清病情，局部症状轻，不伴有全身症状者为轻；局部症状较重，全身症状明显者为重。一般初期较轻，久病则重。临床应四诊合参，辨明主次，治病求本方可收到良好疗效。

1. 湿热瘀阻证

（1）主症：①精索静脉曲张如蚯蚓状，团块较大；②阴囊坠胀、潮湿；③烘热；④阴囊红肿；⑤身重倦怠，口中黏腻，小便黄；⑥舌红，苔黄腻。

（2）次症：①脘腹痞满；②阴囊瘙痒、疼痛；③恶心；④脉弦滑。

治法：清热利湿，化瘀通络。

方药：薏丹筋春汤（庞保珍经验方）。

防己、萆薢、茵陈、薏苡仁、泽兰、牛膝、赤芍、牡丹皮、荔枝核、全枸橘、川楝子、柴胡。

中成药：花红胶囊，口服，每次4～5粒，每日3次。

2. 寒滞肝脉证

（1）主症：①精索静脉曲张，盘曲成团，青筋暴露，状若蚯蚓，久行、久立加重，平卧休息减轻；②阴囊坠胀发凉，腰部冷痛；③精清精冷；④形寒肢冷。

（2）次症：①睾丸少腹抽痛；②舌淡，苔白；③脉弦细。

治法：温经散寒，益气通络。

方药：当归四逆汤（《伤寒论》）加减。

当归、丹参、桂枝、通草、赤芍、玄参、乌药、红花、小茴香、桔梗、细辛、大枣。

中成药：少腹逐瘀丸，口服，每次1丸，每日2~3次。

3. 瘀血阻络证

（1）主症：①筋瘤盘曲成团，状若蚯蚓，睾丸坠胀较重，甚则刺痛；②面色晦暗；③舌质黯或有瘀斑点，脉弦涩。

（2）次症：①劳累加重；②休息后减轻；③精液异常。

治法：活血化瘀，通络止痛。

方药：血府逐瘀汤（《医林改错》）加减。

桃仁、红花、赤芍、川芎、当归、枳壳、柴胡、路路通、川牛膝、鸡血藤、蒲黄、五灵脂。

中成药：血府逐瘀口服液，口服，每次1支，每日3次。

4. 气虚血瘀证

（1）主症：①筋疝盘曲如蚯蚓，直立及久行后加重，负重后症状更为明显；②神疲乏力，少气懒言；③大便溏薄。

（2）次症：①阴囊坠胀不适；②纳谷不振；③舌质淡胖，苔薄白，脉细软。

治法：益气升阳，佐以通络。

方药：补中益气汤（《脾胃论》）合四物汤（《太平惠民和剂局方》）加减。

黄芪、党参、白术、青皮、陈皮、炙升麻、柴胡、炙甘草、当归、熟地、赤芍。

中成药：丹黄祛瘀胶囊，口服，每次2～4粒，每日2～3次。

5. 肝肾亏虚证

（1）主症：①阴囊青筋暴露，状若蚯蚓；②头晕目眩；③腰膝酸软。

（2）次症：①阴囊、睾丸坠胀不适，时有隐痛；②失眠多梦；③阳痿，不育；④舌淡，苔白，脉沉细无力。

治法：补益肝肾，佐以通络。

方药：枸杞畅筋汤（庞保珍经验方）。

枸杞子、熟地黄、山药、菟丝子、鹿角胶、龟板胶、山茱萸、川楝子、延胡索、当归、鸡血藤。

中成药：杞菊地黄胶囊，口服，每次5粒，每日3次。

四、预防与调摄

1. 避免剧烈运动与重体力劳动，以防腹压升高，加重病情；少骑或不骑自行车或摩托车；驾车时间不宜过长，并注意使用竹垫以防止局部温度过高。

2. 忌食辛辣刺激性食物，多食水果与蔬菜，保持大便通畅。

3. 洗澡以淋浴为宜，且不宜水温太高，时间太久。

4. 房事有节，切勿纵欲。

5. 不穿牛仔裤与紧身衣裤。

第二节　男性更年期综合征

男性更年期综合征（male climacteric syndrome）系指男子从中年向老年过渡的时期，由于机体逐渐衰老，内分泌功能逐渐减退，特别以性腺变化最为明显，从而引起体内一系列平衡失调，使神经系统功能与精神活动稳定性减弱，而出现的自主神经功能紊乱、精神心理障碍与性功能改变为主要症状的一组症候群。本病一般多发于 55~65 岁，由于个体差异，所出现的症状不同，轻重程度也不相同。虽然雄激素部分缺乏是男性更年期综合征的重要原因之一，但是它不是唯一的原因，尚有众多的激素水平改变，许多相关的疾病、精神心理、环境及其他因素参与了男性更年期综合征的发生和发展。与本病相关的术语包括中老年男性部分雄激素缺乏综合征（partial androgen deficiency of the aging male，PADAM）、男性迟发性性腺功能减退症（late onset hypogonadism in male）。中医认为男性更年期综合征是指生理与病理因素导致中老年男性体内阴阳平衡失调，脏腑功能紊乱而出现的一系列症状群，本病属于中医学"虚劳""不寐""郁证""眩晕"等范畴。

一、诊断
（一）病史
55~65 岁的男性，轻者此期可无感觉，重者症状较明显。发病可急可缓，以缓慢者居多，持续时间长短不一，短者数月，长者数年，或有手术切除双侧睾丸及其他因素损伤双侧睾丸功能病史。

（二）临床表现

1. **性功能症状** 如性欲降低、性生活减少、勃起不坚、勃起功能障碍、性满足感下降、精液量减少、射精力弱等。

2. **精神心理症状** 如健忘、注意力不集中、焦虑、易怒、恐惧感、缺乏自信、效率低下、记忆力减退、忧伤、抑郁、自我感觉不好、生活兴趣下降等。

3. **生理体能症状** 如失眠、食欲不振、骨骼关节疼痛、腹型肥胖、肌量和肌力下降等。

4. **血管舒缩症状** 潮热、出汗和伴随而来的烦躁、心悸、失眠等。

5. 体毛减少、皮肤老化改变、睾丸萎缩。

6. 骨矿物质密度下降，引起骨质流失与骨质疏松。

7. 内脏脂肪沉积。

（三）体征

常见体征为：体毛减少、阴毛灰白色、外生殖器萎缩、腹型肥胖、肌肉萎缩、皮肤色素沉着、黄褐斑、皮肤干燥和松弛、骨质疏松导致的驼背与步态不稳等。

（四）辅助检查

1. **血清睾酮测定** 血清睾酮水平成为诊断本病的重要指标，睾丸间质细胞（Leydig cell）以脉冲方式分泌睾酮，且有昼夜节律变化，因此，成年男性血清睾酮正常值范围较大，抽血时间应在上午 8～10 点，血清睾酮水平低下的切点值为：血清总睾酮≤12nmol/L，游离睾酮≤0.3nmol/L。血液循环中具有生物活性的主要是游离睾酮，只有测量游离睾酮（FT）与白蛋白结合睾酮才能精确评估生物有效性雄激素水平，并有助于男性更年期综合征的诊断。

2. 相关实验室检查　包括前列腺特异性抗原、血脂检测、血糖检测与其他代谢性指标检测，部分患者尿 17- 羟皮质醇、尿 17- 羟皮质酮可有异常改变，HCG 可下降，睾酮治疗试验症状缓解或消失。

二、鉴别诊断

1. 抑郁症　主要特征是情绪低落，感到伤心与焦虑不安。伴随症状有：①对生活失去兴趣；②无原因的持续疲乏感；③精神活动缓慢；④自我评价过低；⑤联想困难或自觉思考能力显著下降；⑥反复出现自杀念头；⑦失眠，尤其是早醒（提前 2 小时以上）；⑧食欲不振，体重明显减轻；⑨性欲明显减退。若近期出现情绪低落的同时伴有上述症状中的四项，并连续两周以上不消失，可考虑抑郁症。发病年龄较早，初发年龄多在青壮年。

2. 高血压　可发生在任何年龄，尤以 40～50 岁以上的人多见。患者可以表现为头痛、眩晕、失眠、疲乏、健忘、烦躁易怒等，通过血清睾酮水平的测定与血压的监测及心电图检查等有助于鉴别。

3. 心脏神经官能症　以心悸，胸痛，疲乏，神经过敏为突出表现。较多见于女性与青年人、中年人，年龄在20～40岁之间，可有心动过速、失眠、多梦等症状，心电图检查及实验室检查多正常。

4. 冠心病 有心悸、心前区憋闷等症状，心电图与实验室检查可资鉴别。

三、辨证论治

更年期综合征以肾虚为本，常影响到心、肝、脾等脏腑，辨证注意有无水湿、痰浊、瘀血之兼夹证。

1. 肝肾阴虚证

（1）主症：①五心烦热，盗汗；②口苦咽干，腰膝酸软；③眩晕耳鸣。

（2）次症：①失眠多梦；②遗精，早泄；③消瘦，尿黄灼热；④舌红少苔，脉细数。

治法：滋肾柔肝，育阴潜阳。

方药：左归丸（《景岳全书》）加减。

熟地、山药、枸杞子、山茱萸、川牛膝、菟丝子、鹿胶、龟胶、川续断、麦冬、女贞子。

中成药：人参固本口服液，口服，每次10ml，每日2次；或六味地黄颗粒，开水冲服，每次5g，每日2次。

2. 肾阳虚证

（1）主症：①腰膝酸冷，畏寒喜暖；②性欲减退。

（2）次症：①懒言低声；②阴囊冷痛，寒疝；③尿频，大便稀溏；④舌淡胖苔白，脉沉细。

治法：温肾壮阳。

方药：右归丸（《景岳全书》）加减。

熟地、山药、枸杞子、山茱萸、川牛膝、菟丝子、鹿胶、龟胶、淫羊藿、巴戟天、丹参。

中成药：佳蓉片，口服，每次5片，每日3次；或龙鹿胶囊，口服，每次5粒，每日3次；或海龙胶口服液，口服，每次40ml（2支），每日1-2次。

3. 肾虚肝郁证

（1）主症：①腰膝酸软；②耳鸣；③时而烘热汗出；④精神抑郁，胸闷叹息，烦躁易怒。

（2）次症：①睡眠不安；②大便时干时溏；③舌红，苔薄白或薄黄，脉沉弦或细弦。

治法：滋肾养阴，疏肝解郁。

方药：滋水疏木丹（庞保珍经验方）。

熟地黄、山药、枸杞子、五味子、沙参、当归、白芍、牡丹皮、郁金、炒柴胡、川楝子、炙远志。

中成药：逍遥丸，口服，每次9g，每日2次。

4. 心肾不交证

（1）主症：①烘热汗出；②心悸怔忡；③心烦不宁，失眠健忘，多梦易惊。

（2）次症：①腰膝疲软，精神涣散，思维迟缓；②盗汗；③性欲减退，阳痿；④舌红，少苔，脉细或细数。

治法：滋阴降火，补肾宁心。

方药：天王补心丹（《摄生总要》）加减。

玄参、当归、天冬、麦冬、丹参、茯苓、五味子、远志、桔梗、酸枣仁、地黄、柏子仁、太子参、桑椹。

中成药：坤泰胶囊，口服，每次4粒，每日3次。

5. 肾阴阳两虚证

（1）主症：①腰膝酸软；②时而畏寒怕冷，性欲减退；③时而自汗，盗汗。

（2）次症：①头晕，耳鸣，失眠健忘；②倦怠乏力，食欲不振；③尿频，大便稀溏；④舌淡，苔白，脉沉细弱。

治法：调补阴阳。

方药：地淫毓麟丹（庞保珍经验方）。

熟地黄、淫羊藿、山药、山茱萸、巴戟天、菟丝子、紫石英、仙茅、紫河车、当归、知母、黄柏。

中成药：佳蓉片，口服，每次5片，每日3次；或二仙口服液，口服，每次30ml，每日2次。

四、预防与调摄

1. 适量运动，增强机体的抗病能力。

2. 劳逸适度，规律生活。合理安排工作与休息时间，既不过度劳累，也不能过于安逸。

3．调节情志。适当参与社会活动，广交朋友，遇到烦心事可及时向家人及朋友适当倾诉，时刻保持乐观开朗的心情。

4．房事有节。宜规律性生活，既不可纵欲过度，也不能完全禁欲。

5．合理膳食。荤素搭配，饮食结构合理，营养均衡，戒除酗酒、抽烟等不良生活习惯。

6．不熬夜，保证充足的睡眠。

第六章
中医男科常用中药与方剂

第一节　常用中药

1. 淫羊藿

【性味归经】辛、甘，温。归肝、肾经。

【功效】温补肾阳，益气强精。

【临床应用】可用于肾阳不足、精气亏虚之阳痿、性欲低下以及因肾阳不足所致的少精、精子存活率低、精子活力低下等男性不育。

【注意事项】阴虚火旺者不宜服。

【文献摘要】《日华子诸家本草》："治一切冷风劳气，补腰膝，强心力，丈夫绝阳不起，女子绝阴无子，筋骨挛急，四肢不任，老人昏耄，中年健忘。"《神农本草经》："主阴痿，绝伤，茎中痛，利小便，益气力，强志。"

2. 巴戟天

【性味归经】甘、辛，微温。归肾、肝经。

【功效】补肾阳，强筋骨，祛风湿。

【临床应用】可用于肾阳亏虚兼夹寒湿所致的阳痿、遗精、不育等。

【注意事项】本品补肾助阳，性质柔弱，适用于阳虚有寒湿之症，若阴虚火旺或有湿热者均不宜应用。

【文献摘要】《神农本草经》："主大风邪气，阴痿不起，强筋骨，安五脏，补中，增志，益气。"

3. 仙茅

【性味归经】辛、热；有毒。归肾、肝、脾经。

【功效】补肾阳，强筋骨，祛寒湿。

【临床应用】可用于肾阳不足，命门火衰所致的阳痿、精冷、遗尿、尿频等。

【注意事项】因本品性热兼燥，有伤阴之弊，阴虚火旺者忌用。

【文献摘要】《海药本草》："主风，补暖腰脚，清安五脏，强筋骨，消食。""宣而复补……主丈夫七伤，明耳目，益筋力，填骨髓，益阳不倦。"

4. 续断

【性味归经】苦、甘、辛、微温。归肝、肾经。

【功效】补肝肾，强筋骨。

【临床应用】可用于肝肾不足所致的腰膝酸软、阳痿、遗精、慢性前列腺炎等。

【注意事项】风湿热痹者忌服。

【文献摘要】《本草经疏》："为治胎产，续绝伤，补不足，疗金疮，理腰肾之要药也。"

5. 杜仲

【性味归经】甘，温。归肝、肾经。

【功效】补肝肾，强筋骨。

【临床应用】用于肝肾虚寒所致阳痿、遗精、阴冷、阴汗、睾丸冷痛等。

【注意事项】阴虚火旺者慎用。

【文献摘要】《神农本草经》："主腰脊痛，补中，益精气，坚筋骨，强志，除阴下痒湿，小便余沥。"

6. 肉苁蓉

【性味归经】甘、咸，温。归肾、大肠经。

【功效】补肾阳，益精血。

【临床应用】可用于肾精亏虚、肾阳不足所致的阳痿、遗精、早泄、不育、阴冷、更年期综合征等。

【注意事项】本品助阳、滑肠，故阴虚火旺与大便泄泻者忌服。肠胃有实热之大便秘结者，也不宜应用。

【文献摘要】《日华子诸家本草》："治男绝阳不兴，女绝阴不产，润五脏，长肌肉，暖腰膝，男子泄精，尿血，遗沥，带下阴痛。"

7. 锁阳

【性味归经】苦，温。归脾、肾、大肠经。

【功效】补肾阳，益精血。

【临床应用】可用于肾阳不足、精气亏虚所致的阳痿、遗精、早泄、男性不育等。

【注意事项】阴虚阳旺、脾虚泄泻、实热便秘者忌用，阳易举而精不固者也忌之。

【文献摘要】《本草从新》："益精兴阳，润燥养筋，治痿弱，滑大肠。泄泻及阳易举而精不固者忌之。"

8. 鹿茸

【性味归经】甘、咸，温。归肝、肾经。

【功效】补肾阳，益精血，强筋健骨。

【临床应用】可用于肾阳不足，精血亏虚所致的阳痿、遗精、滑泄、腰膝酸软、筋骨乏力、头晕耳鸣、精神不振等病症。

【注意事项】肾虚有火者不宜应用；上焦有痰热与胃家有火者不宜用，凡吐血下血、阴虚火旺者忌用；阴虚而阳易浮越者不可擅用；由小剂量逐渐增加，不可峻用。

【文献摘要】《药性论》："主补男子腰肾虚冷，脚膝无力，夜梦鬼交，精溢自出，女人崩中漏血，炙末空心温酒服方寸匕。又主赤白带下，入散用。"

9. 紫河车

【性味归经】甘、咸，温。归肝、肾、肺经。

【功效】益气养血，补肾填精。

【临床应用】可用于肾气不足、精血衰少导致的阳痿、遗精、性欲低下、不育等病症。

【注意事项】阴虚火旺者，不宜单用。

【文献摘要】《本草再新》："大补元气，理血分，治神伤梦遗。"《会约医镜》："凡骨蒸盗汗，腰痛膝软，体瘦精枯，俱能补益。"

10. 益智仁

【性味归经】辛，温。归肾、脾经。

【功效】暖肾固精缩尿。

【临床应用】可用于肾气虚寒所致的遗精、早泄、遗尿、尿有余沥、夜尿增多等病症。

【注意事项】本品燥热，伤阴助火，故阴虚火旺或因热而患遗精、尿频等病证均忌服。

【文献摘要】《本草经疏》："益智子仁，以其敛摄，故治遗精虚漏，及小便余沥，此皆肾气不固之证也。肾主纳气，虚则不能纳矣。又主五液，涎乃脾之所统，脾肾气虚，二脏失职，是肾不能纳，脾不能摄，故主气逆上浮，涎秽泛滥而上溢也，敛摄脾肾之气，则逆气归元，涎秽下行。"

11. 菟丝子

【性味归经】辛、甘，平。归肾、肝、脾经。

【功效】补肾益精，养肝明目，止泻安胎。

【临床应用】可用于肾气虚寒导致的阳痿、白浊、遗精、早泄、遗尿、尿有余沥、夜尿增多等病症。

【注意事项】本品为平补之药，但偏补阳，阴虚火旺，大便燥结、小便短赤者不宜应用。

【文献摘要】《本经逢原》："菟丝子，去风明目，肝肾气分药也。其性味辛温质黏，与杜仲之壮筋暖腰膝无异……其功专于益精髓，坚筋骨，止遗泄，主茎寒精出，溺有余沥，去膝胫酸软，老人肝肾气虚，腰痛膝冷，合补骨脂、杜仲用之，诸经膜皆属之肝也。气虚瞳子无神者，以麦门冬佐之，蜜丸服，效。凡阳强不痿，大便燥结，小水赤涩者勿用，以其性偏助阳也。"

12. 沙苑子

【性味归经】甘，温。归肝、肾经。

【功效】温补肝肾，固精，缩尿。

【临床应用】可用于肝肾不足导致的腰痛、遗精早泄、白浊带下、小便余沥、眩晕目昏、男性不育等。

【注意事项】因本品为温补固涩之品，阴虚火旺及小便不利者忌用。

【文献摘要】《本草汇言》："沙苑蒺藜，补肾涩精之药也……能养肝明目，润泽瞳人，能补肾固精，强阳有子，不烈不燥，兼止小便遗沥，乃和平柔润之剂也。"

13. 海狗肾

【性味归经】咸，热。归肝、肾经。

【功效】暖肾壮阳，益精补髓。

【临床应用】可用于肾阳虚弱导致的阳痿、早泄、滑精、精冷无子，伴见畏寒，腰膝痿弱，小便频数清长等症。

【注意事项】阴虚火旺者忌用。

【文献摘要】《海药本草》："主五劳七伤，阴痿少力，肾气衰弱，虚损，背膊劳闷，面黑精冷"。

14. 枸杞子

【性味归经】甘，平。归肝、肾经。

【功效】滋补肝肾，明目。

【临床应用】可用于肝肾阴亏、精气不足所导致的阳痿、遗精、少精、精子存活率降低、精子活力低下、更年期综合征等病症。

【注意事项】该品滋阴润燥，故脾肾阳虚便溏者不宜应用。

【文献摘要】《本草经集注》："补益精气，强盛阴道。"

15. 附子

【性味归经】辛、甘、热，有毒。归心、脾、肾经。

【功效】回阳补火，散寒除湿。

【临床应用】可用于阳痿、精子存活率低下、不射精、缩阳、阴冷、睾丸冷痛等属于阳虚寒证者。

【注意事项】属湿热壅滞、相火偏旺以及阴虚之体当忌服本品。反半夏、瓜蒌、贝母、白蔹、白及。

【文献摘要】《本草汇言》："附子，回阳气，散阴寒，逐冷痰，通关节之猛药也。诸病真阳不足，虚火上升，咽喉不利，饮食不入，服寒药愈甚者，附子乃命门主药，能入其窟穴而招之，引火归原，则浮游之火自熄矣。凡属阳虚阴极之候，肺肾无热证者，服之有起死之殊功。"

16. 肉桂

【性味归经】辛、甘，热。归脾、肾、心、肝经。

【功效】补火助阳，散寒止痛，温经通脉。

【临床应用】可用于脾肾阳虚导致的阳痿、早泄、滑精以及寒滞厥少二经之睾丸疼痛、阴冷、阴汗等病症。

【注意事项】本品性大热，阴虚火旺者忌服。一般不与赤石脂为伍，以免降低疗效。

【文献摘要】《本草求真》："大补命门相火，益阳治阴。凡沉寒痼冷、营卫风寒、阳虚自汗、腹中冷痛、咳逆结气、脾虚恶食、湿盛泄泻、血脉不通、胎衣不下、目赤肿痛，因寒因滞而得者，用此治无不效。"

17. 五味子

【性味归经】酸，甘，温。归肺、心、肾经。

【功效】敛肺滋肾，生津敛汗，涩精止泻，宁心安神。

【临床应用】可用于遗精、滑精、阳痿、不育、男性更年期综合征等。

【注意事项】表邪未解，内有实热，咳嗽初起均不宜应用。

【文献摘要】《神农本草经》："主益气，咳逆上气，劳伤羸瘦，补不足，强阴，益男子精。"

18. 山茱萸

【性味归经】酸、涩，微温。归肝、肾经。

【功效】补益肝肾，收敛固涩。

【临床应用】可用于肝肾亏虚导致的阳痿、遗精、早泄、阴汗不止、男性更年期综合征等。

【注意事项】因本品温补收敛，故命门火炽，素有湿热及小便不利者不宜应用。

【文献摘要】《汤液本草》："滑则气脱，涩剂所以收之，山茱萸止小便利，秘精气，取其味酸涩以收滑也。"

19. 覆盆子

【性味归经】甘、酸、微温。归肝、肾经。

【功效】益肾，固精，缩尿。

【临床应用】可用于肾虚导致的阳痿及肾虚不固之遗精、滑精、遗尿、尿频等。

【注意事项】肾虚有火、小便短涩者不宜服。

【文献摘要】《本草备要》："益肾脏而固精，补肝虚而明目，起阳痿，缩小便"。

20. 桑螵蛸

【性味归经】甘、咸，平。归肝、肾经。

【功效】补肾助阳，固精缩尿。

【临床应用】可用于肾虚导致的遗溺、尿频、滑精、阳痿、早泄等病症。

【注意事项】阴虚火旺及膀胱有热者不宜应用。

【文献摘要】《本经逢原》："肝肾命门药也，功专收涩。故男子虚损，肾衰阳痿，梦中失精，遗溺白浊方多用之。"

21. 熟地黄

【性味归经】甘，微温。归肝、肾经。

【功效】补血养肝，滋肾育阴。

【临床应用】可用于肾阴不足导致的遗精，肝肾精血亏虚导致的男性不育、阳痿、腰膝酸软、眩晕、头发早白、心悸失眠等病症。

【注意事项】熟地性黏腻，有碍消化，故凡气滞多痰、脘腹胀痛、食少便溏者忌用。

【文献摘要】《本草纲目》："填骨髓，长肌肉，生精血，补五脏、内伤不足，通血脉，利耳目，黑须发，男子五劳七伤，女子伤中胞漏，经候不调，胎产百病。"

22. 何首乌

【性味归经】甘、涩，微温；归肝、肾经。

【功效】补益精血，固肾乌须。

【临床应用】可用于精血亏虚导致的遗精、滑精、不育、阳痿等病症。

【注意事项】大便溏泄与痰湿较重者不宜应用。

【文献摘要】《本草纲目》："久用长筋骨，益精髓，延年不老，亦治妇女产后及带下诸疾。久服令人有子，治腹脏一切宿疾，冷气肠风。"

23. 龟甲

【性味归经】甘，寒。归肾、肝、心经。

【功效】滋阴潜阳，益肾健骨，养血补心。

【临床应用】可用于肝肾阴虚火旺导致的遗精、盗汗、早泄、健忘、腰酸、耳鸣等。

【注意事项】因本品性凉，故脾胃虚寒泄泻与阳虚者忌服。

【文献摘要】《本草纲目》："补心、补肾、补血，皆以养阴也……观龟甲所主诸病，皆属阴虚血弱。"

24. 黄芪

【性味归经】甘，温。归肺、脾经。

【功效】补气生精，利尿托毒。

【临床应用】可用于肺脾气虚导致的遗精、不射精、阳痿、房劳伤、弱精，以及子痈、囊痈、子痰等破溃久不收口等。

【注意事项】表实邪盛，内有积滞，阴虚阳亢等，均不宜应用。

【文献摘要】《珍珠囊》："黄芪甘温纯阳，其用有五：补诸虚不足，一也；益元气，二也；壮脾胃，三也；去肌热，四也；排脓止痛，活血生血，内托阴疽，为疮家圣药，五也。"

25. 山药

【性味归经】甘，平。归脾、肺、肾经。

【功效】益气养阴，补脾肺肾，固精止带。

【临床应用】可用于肺肾阴虚导致的阳痿、早泄、遗精、不育及慢性前列腺炎、精囊炎等病症。

【注意事项】有湿热实邪者不宜应用。

【文献摘要】《神农本草经读》:"山药,能补肾填精,精足则阴强、目明、耳聪。"

26. 知母

【性味归经】味苦、甘,性寒。归肺、胃、肾经。

【功效】清热泻火,滋阴润燥。

【临床应用】可用于阴虚火旺导致的遗精、早泄、性欲亢进、阳强、血精、阴囊湿疹、子痈、精液不液化等。

【注意事项】因本品性寒质润,有滑肠之弊,故脾虚便溏者不宜用。本品苦寒,有伤胃之弊,故不宜过量,不可久服,或于方中配伍白术、山药等健脾之品。

【文献摘要】《珍珠囊补遗药性赋》:"泻无根之肾火,疗有汗之骨蒸,止虚劳之热,滋化源之阴。"

27. 黄柏

【性味归经】味苦,性寒。归肾、膀胱、大肠经。

【功效】清热燥湿,泻火解毒,退热除蒸。

【临床应用】可用于湿热壅盛导致的遗精、早泄、性欲亢进、阳强、血精、阴囊湿疹、子痈、急性前列腺炎、囊痈等病症。

【注意事项】因本品苦寒,有伤脾胃之虞,因此不可过量,不可久服,脾胃虚弱之人慎用。另外,本品能抑制性功能,故阳虚、老弱之体也当慎用。

【文献摘要】《珍珠囊》:"黄柏之用有六:泻膀胱龙火,

一也；利小便结，二也；除下焦湿肿，三也；痢疾先见血，四也；脐中痛，五也；补肾不足，壮骨髓，六也。"

28. 栀子

【性味归经】苦，寒。归心、肺、三焦经。

【功效】泻火除烦，清热利湿，凉血解毒。

【临床应用】可用于血淋涩痛或热淋证等。

【注意事项】本品苦寒，易伤脾胃，故脾虚便溏者不宜服用。

【文献摘要】《本草正》："栀子，若用佐使，治有不同：加茵陈除湿热黄疸，加豆豉除心火烦躁，加厚朴、枳实可除烦满，加生姜、陈皮可除呕哕，同元胡破热滞瘀血腹痛。"

29. 金银花

【性味归经】味甘、性寒。归肺、胃、大肠经。

【功效】清热解毒。

【临床应用】可用于热毒炽盛导致的淋证、前列腺炎、睾丸附睾炎等病症。

【注意事项】脾胃虚寒与气虚疮疡脓清者忌用。

【文献摘要】《本草纲目》："一切风湿气，及诸肿毒、痈疽疥癣、杨梅诸恶疮。散热解毒。"

30. 连翘

【性味归经】味苦，性微寒。归肺、心、胆经。

【功效】清热解毒，消肿散结。

【临床应用】可用于热毒蕴结导致的前列腺炎、尿路感染、睾丸附睾炎等病症。

【注意事项】脾胃虚寒与气虚脓清者不宜用。

【文献摘要】《珍珠囊》："连翘之用有三：泻心经客热，一也；去上焦诸热，二也；为疮家圣药，三也。"

31. 蒲公英

【性味归经】苦、甘，寒。归肝、胃经。

【功效】清热解毒，消肿散结，利尿通淋。

【临床应用】可用于湿热下注导致的热淋涩痛、前列腺炎、尿路感染、睾丸附睾炎等病症。

【注意事项】用量过大可致缓泻。

【文献摘要】《本草备要》："专治乳痈、疔毒，亦为通淋妙品。"

32. 土茯苓

【性味归经】味甘、淡，性平。归肝、胃经。

【功效】解毒，除湿。

【临床应用】可用于湿热之淋病、梅毒、尖锐湿疣等性传播疾病；还常用以治疗湿热下注所导致之遗精、血精、前列腺炎、阴囊湿疹、龟头包皮炎、死精或畸形精子过多等病症。

【注意事项】服本品期间忌饮茶；肾阴亏者也不宜用本

品。另外，本品长期使用有伤胃之弊，故内服当中病即止，不可多用，或于方中加入山药等一两味健运脾胃之品，以防其弊。

【文献摘要】《本草正义》："土茯苓，利湿去热，能入络，搜剔湿热之蕴毒。其解水银、轻粉毒者，彼以升提收毒上行，而此以渗利下导为务，故专治杨梅毒疮，深入百络，关节疼痛，甚至腐烂，又毒火上行，咽喉痛溃，一切恶症。"

33. 败酱草

【性味归经】味辛、苦，性微寒。归胃、大肠、肝经。

【功效】清热解毒，消痈排脓，祛风止痛。

【临床应用】可用于热毒蕴结导致的前列腺炎、睾丸附睾炎、尿路感染等。

【注意事项】脾胃虚弱，食少泄泻者忌服。

【文献摘要】《本草正义》："此草有陈腐气，故以败酱得名。能清热泄结，利水消肿，破瘀排脓。惟宜于实热之体。"

34. 茯苓

【性味归经】味甘、淡，性平。归心、脾、肾经。

【功效】利水渗湿，健脾安神。

【临床应用】可用于心肾不交导致的阳痿、遗精、男性更年期综合征、房劳心悸以及水湿阻滞之阴肿、水疝、精液囊肿等病症。

【注意事项】虚寒精滑者忌服。

【文献摘要】《世补斋医书》："茯苓一味，为治痰主药，痰之本，水也，茯苓可以行水。痰之动，湿也，茯苓又可行湿。"

35. 薏苡仁

【性味归经】甘、淡，凉。归脾、胃、肺经。

【功效】健脾渗湿，除痹止泻，清热排脓。

【临床应用】可用于湿热下注导致的遗精、阳痿、子痈、子痰、血精、阴囊湿疹、水疝、癞疝、精液囊肿、附睾郁积等病症。

【注意事项】本品力缓，宜多服久服。脾虚无湿，大便干结和孕妇慎用。

【文献摘要】《本草纲目》："薏苡仁，阳明药也，能健脾益胃。虚则补其母，故肺痿、肺痈用之。筋骨之病，以治阳明为本，故拘挛筋急、风痹者用之。土能胜水除湿，故泄泻、水肿用之。"

36. 猪苓

【性味归经】甘淡，平。归肾、膀胱经。

【功效】利水渗湿。

【临床应用】可用于水湿停滞之小便不利，水肿，淋证等。

【注意事项】阴虚和无湿者不宜用。

【文献摘要】《本草纲目》："开腠理，利小便，与茯苓同功。但入补药不如茯苓也。"

37. 泽泻

【性味归经】味甘、淡，性寒。归肾、膀胱经。

【功效】泄热利湿。

【临床应用】可用于湿热下注导致的阳痿、阳强、性欲亢进、遗精、射精疼痛、血精等病症。

【注意事项】素体阳虚或精亏气弱者慎用本品。

【文献摘要】《药性论》："主肾虚精自出，治五淋，利膀胱热，宣通水道。"

38. 车前子

【性味归经】味甘，性微寒。归肺、肾、肝经。

【功效】利尿通淋，渗湿止泻，清肝明目。

【临床应用】可用于痰湿壅滞导致的阳痿、水疝、遗精、不射精、前列腺炎、前列腺增生、尿潴留等病症。

【注意事项】凡内伤劳倦，阳气下陷，肾虚滑精及内无湿热者，慎服。

【文献摘要】《名医别录》："男子伤中，女子淋沥，不欲食，养肺，强阴，益精，令人有子，明目，疗目赤痛。"

39. 滑石

【性味归经】甘淡，寒。归胃、膀胱经。

【功效】清热利湿。

【临床应用】可用于湿热下注导致的遗精、阳痿、早泄、血精、不射精、阳强、性欲亢进，以及热淋、石淋等病症。

【注意事项】脾虚气弱，精滑及热病津伤者忌服。

【文献摘要】《本草纲目》："滑石利窍，不独小便也。上能利毛腠之窍，下能利精溺之窍。盖甘淡之味，先入于胃，渗走经络，游溢津气，上输于肺，下通膀胱。肺主皮毛，为水之上源。膀胱司津液，气化则能出。故滑石上能发表，下利水道，为荡热燥湿之剂。"

40. 木通

【性味归经】苦，寒。有毒。归心、小肠、膀胱经。

【功效】利尿通淋，清心火，通经下乳。

【临床应用】可用于湿热下注导致的小便短赤、淋沥涩痛等病症。

【注意事项】本品有毒，故用量不宜过大，也不宜久服，肾功能不全者及孕妇忌服，内无湿热者、儿童与年老体弱者慎用。

【文献摘要】《雷公炮制药性解》："木通利便，专泻小肠，宜疗五淋等症。"

41. 萹蓄

【性味归经】味苦，性微寒。归膀胱经。

【功效】利水通淋。

【临床应用】可用于湿热之淋证、阴囊湿痒等。

【注意事项】多服泄精气。

【文献摘要】《本草汇言》："利湿热，通小便之药也。"

42. 萆薢

【性味归经】味苦，性微寒。归肝、胃经。

【功效】利湿浊，祛风湿。

【临床应用】可用于膏淋、白浊等症。

【注意事项】肾阴亏虚之遗精滑泄者慎用。

【文献摘要】《本草纲目》："治白浊，茎中痛，痔瘘坏疮。"

43. 金钱草

【性味归经】甘、咸，微寒。归肝、胆、肾、膀胱经。

【功效】利湿退黄，利尿通淋，解毒消肿。

【临床应用】可用于石淋、热淋等。

【注意事项】肾阴亏虚之遗精滑泄者慎用。

【文献摘要】《采药志》："反胃噎膈，水肿臌胀，黄白火丹。"

44. 乌药

【性味归经】味辛，性温。归胃、肾、膀胱经。

【功效】行气，散寒，止痛。

【临床应用】可用于气滞寒凝导致的少腹、会阴、阴囊冷痛及小便频数、尿道口滴白等病症。

【注意事项】气虚、内热者忌服。

【文献摘要】《药品化义》："乌药，气雄性温，故快气宣通，疏散凝滞，甚于香附。外解表而理肌，内宽中而顺气。以之散寒气，则客寒冷痛自除；驱邪气则天行疫瘴即却；开郁气，中恶腹痛，胸膈胀痛，顿然可减；疏经气，中风四肢不遂，初产血气凝滞，渐次能通，皆藉其气雄之功也。"

45. 荔枝核

【性味归经】辛、微苦，温。归肝、胃经。

【功效】行气散结，散寒止痛。

【临床应用】可用于气滞寒凝导致的疝气痛，睾丸肿痛等。

【注意事项】无寒湿气滞者不宜用。

【文献摘要】《本草纲目》："行散滞气，治癩疝气痛，妇人血气痛。"

46. 小茴香

【性味归经】味辛，性温。归肝、肾、脾、胃经。

【功效】祛寒止痛，理气和胃。

【临床应用】可用于气滞寒凝导致的少腹、会阴、阴囊冷痛等。

【注意事项】阴虚火旺者禁服。

【文献摘要】《新修本草》："主诸瘘，霍乱及蛇伤。"

47. 金樱子

【性味归经】酸、涩、平。归肾、膀胱、大肠经。

【功效】固精缩尿。

【临床应用】可用于肾虚导致的滑精、遗精、遗尿、尿频等。

【注意事项】本品功专收敛，故有实火、实邪者不宜用。

【文献摘要】《本草备要》:"固精秘气,治梦泄遗精,泄痢便数。"

48. 海螵蛸

【性味归经】咸、涩,微温。归肝、肾经。

【功效】固精止带,收敛止血,制酸止痛,收湿敛疮。

【临床应用】可用于肾虚导致的遗溺、尿频、滑精、阳痿、早泄等病症。

【注意事项】本品功专收敛,故有实火、实邪者不宜用。

【文献摘要】《本草品汇精要》:"止精滑,去目翳。"

49. 刺猬皮

【性味归经】苦,平。归胃、大肠、肾经。

【功效】收敛止血,固精缩尿。

【临床应用】可用于肾虚不固导致的遗精、遗尿、早泄等。

【注意事项】凡有表邪、湿滞、郁热等不宜应用。

【文献摘要】《医林改错》:"治遗精。"

50. 柴胡

【性味归经】苦、辛,微寒。归肝、胆经。

【功效】解表退热,疏肝解郁,升举阳气。

【临床应用】可用于肝失疏泄、气机郁阻导致的胸胁或少腹胀痛、情志抑郁等症状,阳痿、早泄、遗精、前列腺炎、前列腺增生、迟发性性腺功能减退症、男性不育等,伴有情志不畅者，常与香附、川芎、白芍同用。

【注意事项】阴虚阳亢，肝风内动，阴虚火旺与气机上逆者忌用或慎用。

【文献摘要】《滇南本草》："伤寒发汗解表要药，退六经邪热往来，痹痿，除肝家邪热、痨热，行肝经逆结之气，止左胁肝气疼痛。"

51. 川楝子

【性味归经】苦，寒。有小毒。归肝、胃、小肠、膀胱经。

【功效】行气止痛，杀虫。

【临床应用】可用于肝郁气滞导致的前列腺炎、附睾炎、睾丸炎、精索静脉曲张等，伴有小腹、会阴、阴囊坠胀疼痛不适等病症。

【注意事项】本品有毒，不宜过量或持续服用，以免中毒。又因性寒，脾胃虚寒者慎用。

【文献摘要】《本草纲目》："楝实，导小肠膀胱之热，因引心包相火下行，故心腹痛及疝气为要药。"

52. 延胡索

【性味归经】辛、苦。温。归心、肝、脾经。

【功效】活血，行气，止痛。

【临床应用】可用于气血瘀滞导致的疼痛，以及前列腺炎、附睾炎、睾丸炎、精索静脉曲张、射精痛、尿道疼痛、腰痛、胸胁胀痛等各种男科病症。

【注意事项】血热气虚者忌服。

【文献摘要】《本草纲目》："延胡索，能行血中气滞，气中血滞，故专治一身上下诸痛，用之中的，妙不可言。盖延胡索活血化气，第一品药也。"

53. 香附

【性味归经】辛、微苦、微甘，平。归肝、脾、三焦经。

【功效】疏肝解郁，调经止痛，理气调中。

【临床应用】可用于肝郁气滞导致的前列腺炎、阳痿、早泄、遗精、男性不育、迟发性性腺功能减退症、附睾炎、精索静脉曲张，伴有情志不畅或胸腹胀痛不适等症。

【注意事项】凡气虚无滞、阴虚血热者忌服。

【文献摘要】《本草纲目》："利三焦，解六郁，消饮食积聚、痰饮痞满，腑肿腹胀，脚气，止心腹、肢体、头目、齿耳诸痛……妇人崩漏带下，月候不调，胎前产后百病。""乃气病之总司，女科之主帅也。"

54. 蛇床子

【性味归经】辛、苦，温。有小毒。归肾经。

【功效】杀虫止痒，燥湿，温肾壮阳。

【临床应用】可用于肾阳亏虚导致的阳痿、早泄、不射精、房劳伤、男性不育、前列腺增生、腰膝酸痛、尿频等病症。

【注意事项】阴虚火旺或下焦有湿热者不宜应用。

【文献摘要】《药性论》："治男子、女人虚，湿痹，毒风，顽痛，去男子腰疼。浴男子阴，去风冷，大益阳事。主大风身痒，煎汤浴之瘥。疗齿痛及小儿惊痫。"

55. 露蜂房

【性味归经】甘，平。归胃经。

【功效】攻毒杀虫，祛风止痛。

【临床应用】可用于肾虚导致的阳痿、早泄、遗精、遗尿、精子活动力低下、精子畸形率高之男性不育等。

【注意事项】阴虚火旺者忌用。

【文献摘要】《神农本草经》："治惊痫，瘈疭，寒热，邪气，癫疾，鬼精，蛊毒，肠痔。"

56. 龟甲胶

【性味归经】咸、甘，凉。归肝、肾、心经。

【功效】滋阴，养血，止血。

【临床应用】可用于精血亏虚导致的弱精子症、少精子症、死精子症、无精子症等。

【注意事项】脾胃虚弱、呕吐泄泻、腹胀便溏、咳嗽痰多者慎用。

【文献摘要】《本草纲目》："补心、补肾、补血，皆以养阴也，观龟甲所主诸病，皆属阴虚血弱。"

57. 鹿角胶

【性味归经】味甘咸。性温。归肝、肾经。

【功效】补肝肾，益精血。

【临床应用】可用于肾阳不足、精血亏虚导致的阳痿、早泄、遗精、迟发性性腺功能减退症、精子活动力低下、精子少等病症。

【注意事项】阴虚火旺者忌服。

【文献摘要】《本草汇言》："鹿角胶，壮元阳，补血气，生精髓，暖筋骨之药也。前古主伤中劳绝，腰痛羸瘦，补血气精髓筋骨肠胃。虚者补之，损者培之，绝者续之，怯者强之，寒者暖之，此系血属之精，较草木无情，更增一筹之力矣。"

58. 人参

【性味归经】甘、微苦，平。归肺、脾、心经。

【功效】大补元气，补脾益肺，生津，安神益智。

【临床应用】可用于肺脾气虚导致的遗精、不射精、阳痿、早泄、前列腺炎、精子存活率降低、精子活动力低下以及子痈、囊痈、子痰等破溃久不收口者。

【注意事项】不宜与藜芦、五灵脂同用，实证、热证忌服。

【文献摘要】《本草纲目》："治男妇一切虚证，发热自汗，眩晕头痛，反胃吐食，痎疟，滑泻久痢，小便频数，淋沥，劳倦内伤，中风，中暑，痿痹，吐血，嗽血，下血，血淋，血崩，胎前产后诸病。"

59. 当归

【性味归经】甘、辛，温。归肝、心、脾经。

【功效】补血调经，活血止痛，润肠通便。

【临床应用】可用于血虚导致精血不足引起的男性不育等；血瘀导致的前列腺炎、阳痿、前列腺增生、精索静脉曲张、附睾炎等。

【注意事项】湿盛中满、大便泄泻者忌服。

【文献摘要】《本草纲目》："治头痛，心腹诸痛，润肠胃、筋骨、皮肤，治痈疽，排脓止痛，和血补血"。

第二节 常用方剂

1. 逍遥散（《太平惠民和剂局方》）

【组成】柴胡 9g、当归 9g、芍药 9g、白术 9g、茯苓 9g、炙甘草 6g、煨生姜 3g、薄荷 6g。

【功效】疏肝解郁，养血健脾。

【主治】肝郁血虚脾弱证。两胁作痛，头痛目眩，口燥咽干，神疲食少，或月经不调，乳房胀痛，脉弦而虚者。

【临床应用】适用肝郁血虚脾弱导致的前列腺炎、阳痿、早泄、遗精、男性不育、男性更年期综合征、良性前列腺增生等病症。

【方解】柴胡疏肝解郁，使肝气得以条达为君药。当归甘辛苦温，养血和血；白芍酸苦微寒，养血敛阴，柔肝缓急，共为臣药。白术、茯苓、甘草健脾益气，共为佐药。薄荷疏散郁遏之气，透达肝经郁热；生姜降逆和中，且能辛散达郁，亦为佐药。

2. 丹栀逍遥散（《校注妇人良方》）

【组成】柴胡 6g、当归 6g、芍药 6g、白术 6g、茯苓 6g、炙甘草 3g、牡丹皮 3g、炒栀子 3g。

【功效】疏肝清热，养血健脾。

【主治】肝郁血虚生热证。烦躁易怒，或头痛目涩，颊赤口干，月经不调，少腹胀痛，或小便涩痛，舌红苔薄黄，脉弦。

【临床应用】适用于肝郁血虚生热导致的前列腺炎、阳痿、早泄、遗精、男性不育、男性更年期综合征等。

【方解】柴胡疏肝解郁为君药。当归养血和血；白芍养血敛阴，柔肝缓急，共为臣药。白术、茯苓、甘草健脾益气，共为佐药。牡丹皮、炒栀子清热泻火为佐药。在逍遥散的基础上加用牡丹皮、栀子，以增加清热泻火之功。

3. 六味地黄丸（《小儿药证直诀》）

【组成】熟地黄 24g、山萸肉 12g、山药 12g、泽泻 9g、牡丹皮 9g、白茯苓 9g。

【功效】滋阴补肾。

【主治】肾阴亏虚证。腰膝酸软，头晕目眩，耳鸣耳聋，盗汗，遗精，消渴，骨蒸潮热，手足心热，舌燥咽痛，牙齿动摇，足跟作痛，以及小儿囟门不合，舌红少苔，脉沉细数。

【临床应用】适用于肾阴亏虚导致的阳痿、早泄、遗精、男性不育、前列腺癌、男性更年期综合征、良性前列腺增生等病症。

【方解】方中重用熟地黄，味甘纯阴，长于滋阴补肾，填精益髓，为君药。山茱萸滋补肝肾，秘涩精气；山药健脾补虚，涩精固肾，同为臣药。泽泻利湿泻浊，防熟地黄之滋腻；丹皮清泻虚热，制山萸肉之温；茯苓淡渗脾湿，以泻肾浊共为佐药。六药合用，三补三泻，以补为主；肾肝脾并补，以补肾阴为主。

4. 知柏地黄丸（《医宗金鉴》）

【组成】熟地黄 24g、山萸肉 12g、山药 12g、泽泻 9g、牡丹皮 9g、白茯苓 9g、知母 6g、黄柏 6g。

【功效】滋阴降火。

【主治】阴虚火旺证。骨蒸潮热，虚烦盗汗，脊酸痛，遗精，舌质红，脉细数。

【临床应用】适用于阴虚火旺导致的阳痿，阳强，早泄，遗精，性欲亢进，少、弱、畸形精子症之男性不育，精液不液化，男性更年期综合征等病症。

【方解】知母清上焦烦热；黄柏泻中下焦之火，共为君药。熟地黄滋阴补肾，填精益髓；山茱萸滋补肝肾涩精；山药健脾益肾，同为臣药。泽泻利湿泻浊；丹皮清泻虚热；茯苓淡渗脾湿，共为佐药。方由六味地黄丸加知母、黄柏而成，增加了清热泻火之功。

5. 大补阴丸（《丹溪心法》）

【组成】黄柏 12g、知母 12g、熟地黄 18g、龟板 18g、猪脊髓 18g。

【功效】滋阴降火。

【主治】阴虚火旺证。骨蒸潮热，盗汗遗精，咳嗽咯血，心烦易怒，足膝疼热，或消渴易饥，舌红少苔，尺脉数而有力。

【临床应用】适用于阴虚火旺导致的阳痿，阳强，早泄，遗精，性欲亢进，少、弱、畸形精子症之男性不育，精液不液化，男性更年期综合征等。

【方解】熟地填精益髓；龟板既补精血，又可潜阳，二药大补真阴，共为君药。黄柏、知母相须为用，泻火保阴，是清降虚火的常用组合，同为臣药。再以猪脊髓、蜂蜜为丸，取其血肉甘润之质，助君药滋补精髓，兼制黄柏之苦燥，用为佐使。诸药合用，使水充而亢阳有制，火降则阴液渐复，共收滋阴填精，清热降火之功。

6. 肾气丸 (《金匮要略》)

【组成】生地黄 24g、山药 12g、山茱萸 12g、泽泻 9g、茯苓 9g、牡丹皮 9g、桂枝 3g、炮附子 3g。

【功效】补肾助阳。

【主治】肾阳不足证。腰痛脚软，身半以下常有冷感，少腹拘急，小便不利，或小便反多，入夜尤甚，阳痿早泄，舌淡而胖，脉虚弱，尺部沉细或沉弱而迟。

【临床应用】适用于肾阳不足导致的阳痿、早泄、遗精、性欲低下、少精子症或弱精子症之男性不育、男性更年期综合征、良性前列腺增生、尿频、腰痛等。

【方解】附子大辛大热，温阳补火；桂枝辛甘而温，温通阳气，二药相合，温补肾阳，共为君药。地黄滋阴补肾生精，山茱萸、山药补肝养脾益精，同为臣药。泽泻、茯苓利水渗湿；丹皮活血散瘀，此三味寓泻于补，并制诸滋阴药碍湿之虞，俱为佐药。诸药合用，助阳之弱以化水，滋阴之虚以生气，使肾阳振奋，气化复常，则诸症自除。

7. 右归丸（《景岳全书》）

【组成】熟地黄 24g、山药 12g、山茱萸 9g、枸杞子 9g、菟丝子 12g、鹿角胶 12g、杜仲 12g、肉桂 6g、当归 9g、制附子 6g。

【功效】温补肾阳，填精益髓。

【主治】肾阳不足，命门火衰证。年老或久病气衰神疲，畏寒肢冷，腰膝软弱，阳痿遗精，或阳衰无子，或饮食减少，大便不实，或小便自遗，舌淡苔白，脉沉而迟。

【临床应用】适用于肾阳不足导致的阳痿、早泄、遗精、性欲低下、少精子症或弱精子症之男性不育、男性更年期综合征、良性前列腺增生、尿频、腰痛等。

【方解】附子、肉桂、鹿角胶培补肾中元阳，益精养血，共为君药。熟地黄、山茱萸、枸杞子、山药滋阴益肾，养肝补脾，填精补髓，同为臣药。菟丝子、杜仲补肝肾，强腰膝；当归养血和血，俱为佐药。诸药合用，补肾之中兼顾养肝益脾，使肾精得充而虚损易复；温阳之中参以滋阴填精，则阳得阴助而生化无穷。

8. 金锁固精丸（《医方集解》）

【组成】沙苑蒺藜 60g、芡实 60g、莲须 60g、莲子 30g、龙骨 30g、牡蛎 30g。

【功效】涩精补肾。

【主治】肾虚不固之遗精。遗精滑泄，腰痛，耳鸣，四肢酸软，神疲乏力，舌淡苔白，脉沉细。

【临床应用】适用于肾虚不固导致的早泄、遗精、尿频等病症。

【方解】沙苑蒺藜甘温入肾，补肾固精止遗为君药。臣以莲子、芡实补肾涩精，益气宁心，为臣。龙骨、牡蛎涩精止遗，煅制而用，收涩之性增强；莲须功专固肾涩精共为佐药。纵观本方，补肾与涩精并用，标本兼顾，而以固肾涩精治标为主。

9. 天台乌药散（《医学发明》）

【组成】天台乌药15g、木香15g、小茴香15g、青皮15g、高良姜15g、槟榔9g、川楝子12g、巴豆12g。

【功效】行气疏肝，散寒止痛。

【主治】肝经寒凝气滞证。小肠病气，少腹引控睾丸而痛，偏坠肿胀，或少腹疼痛，苔白，脉弦。

【临床应用】适用于寒滞肝脉导致的前列腺炎、附睾炎、睾丸炎、精索静脉曲张、龟头疼痛等病症。

【方解】乌药辛温，行气疏肝，散寒止痛，为君药。青皮疏肝理气；小茴香暖肝散寒；高良姜散寒止痛；木香行气止痛；四药合用共为臣药。槟榔行气导滞，直达下焦而破坚；川楝子、巴豆同炒，制其苦寒之性，又增其行气散结之力，共为佐使药。诸药合用，使寒凝得散，气滞得疏，肝络调和，则疝痛自愈。

10. 血府逐瘀汤（《医林改错》）

【组成】桃仁 12g、红花 9g、当归 9g、生地黄 9g、川芎 4.5g、赤芍 6g、牛膝 9g、桔梗 4.5g、柴胡 3g、枳壳 6g、甘草 3g。

【功效】活血化瘀，行气止痛。

【主治】胸中血瘀证。胸痛，头痛，日久不愈，痛如针刺而有定处，或呃逆日久不止，或饮水即呛，干呕，或内热瞀闷，或心悸怔忡，失眠多梦，急躁易怒，入暮潮热，唇黯或两目黯黑，舌质黯红，或舌有瘀斑、或瘀点，脉涩或弦紧。

【临床应用】适用于气滞血瘀导致的前列腺炎、附睾炎、睾丸炎、精索静脉曲张、阳痿、男性不育、阴茎硬结症、良性前列腺增生、前列腺癌等。

【方解】桃仁破血行滞而润燥，红花活血祛瘀以止痛，为君药。赤芍、川芎活血祛瘀，牛膝祛瘀血，通血脉，引血下行，皆为臣药。生地、当归清热益阴，养血活血；桔梗、枳壳一升一降，行气宽胸；柴胡疏肝解郁，理气行滞，气行则血畅，均为佐药。甘草调和诸药，为使药。诸药配伍，使气血和顺，瘀血得去，为治胸中血瘀证之良方。

11. 桂枝茯苓丸（《金匮要略》）

【组成】桂枝 9g、茯苓 9g、丹皮 9g、桃仁 9g、芍药 9g。

【功效】活血化瘀，缓消癥块。

【主治】瘀阻胞宫证。妇人素有癥块，妊娠漏下不止，或胎动不安，血色紫黑晦暗，腹痛拒按，或经闭腹痛，或产后恶露不尽而腹痛拒按者，舌质紫黯或有瘀点，脉沉涩。

【临床应用】适用于瘀血阻滞导致的前列腺炎、附睾炎、良性前列腺增生、前列腺癌、精索静脉曲张、阳痿、输精管道不通畅等。

【方解】桂枝辛甘而温，温通血脉，以行瘀滞为君药。桃仁活血祛瘀为臣药。丹皮、芍药味苦微寒，既可活血散瘀，又能凉血以清瘀热，且芍药兼能缓急止痛；茯苓利水渗湿，健脾益气，均为佐药。丸以白蜜，取其甘缓而润，以缓诸药破泄之力，为使药。诸药相伍，共奏活血化瘀，缓消癥块之效。

12. 八正散（《太平惠民和剂局方》）

【组成】车前子、瞿麦、萹蓄、滑石、山栀子仁、炙甘草、木通、大黄，各等分。

【功效】清热泻火，利水通淋。

【主治】湿热淋证。尿频尿急，溺时涩痛，淋沥不畅，尿色浑赤，甚则癃闭不通，小腹急满，口燥咽干，舌苔黄腻，脉滑数。

【临床应用】适用于湿热下注导致的泌尿系感染、淋病、非淋菌性尿道炎、龟头炎、附睾炎、睾丸炎、精囊炎、前列腺炎、前列腺癌、良性前列腺增生、阴囊湿疹、尿频、尿急等病症。

【方解】方中滑石善能滑利窍道，清热利湿；木通上清心火，下利湿热，共为君药。萹蓄、瞿麦、车前子清热利水通淋为臣。山栀子仁清泄三焦，通利水道；大黄荡涤邪热，通利肠腑，使湿热从大便而去共为佐药。甘草调和诸药，兼能清热缓急止痛，是为佐使之用。煎加灯心草以增利水通淋之力。

13. 四妙丸（《成方便读》）

【组成】黄柏、苍术、牛膝、薏苡仁，各等分。

【功效】清热利湿，舒筋壮骨。

【主治】湿热痿证。两足麻木，痿软，肿痛。

【临床应用】适用于湿热下注导致的泌尿系感染、龟头炎、前列腺炎、良性前列腺增生、阴囊湿疹、阳痿等病症。

【方解】黄柏苦以燥湿，寒以清热，长于清下焦湿热为君。苍术辛散苦燥，长于脾燥湿为臣。牛膝补肝肾，强筋骨，引药下行；薏苡仁健脾渗湿，舒筋缓急，共为佐药。二妙散加牛膝为三妙丸，再加薏苡仁则为四妙丸。故四妙丸较之二妙散更适用于湿热下注之痿证。

14. 程氏萆薢分清饮（《医学心悟》）

【组成】萆薢 6g、黄柏 2g、石菖蒲 2g、茯苓 3g、白术 3g、莲子心 2g、车前子 4.5g。

【功效】清热利湿，分清化浊。

【主治】湿热白浊，小便浑浊，尿有余沥，舌苔黄腻等。

【临床应用】适用于湿热下注导致的泌尿系感染、淋病、非淋菌性尿道炎、附睾炎、前列腺炎、精囊炎、前列腺癌、良性前列腺增生、精液不液化、阳痿、阴囊湿疹等病症。

【方解】萆薢、石菖蒲分清利湿化浊为君。黄柏、车前子清利下焦湿热为臣药。白术、茯苓健脾益气渗湿；莲子心清心热，共为佐药。全方配伍，共奏清热利湿化浊之效。

15. 二仙汤（《妇产科学》）

【组成】仙茅 9g、淫羊藿 9g、巴戟天 9g、当归 9g、黄柏 6g、知母 6g。

【功效】温肾阳，补肾精，泻肾火，调冲任。

【主治】主妇女月经将绝未绝，周期或前或后，经量或多或少，头眩耳鸣，腰酸乏力，两足欠温，时或怕冷，时或烘热，舌质淡，脉沉细者。

【临床应用】适用于肾阴阳两虚导致的阳痿、早泄、遗精、男性不育、良性前列腺增生、前列腺癌、男性更年期综合征等病症。

【方解】仙茅、淫羊藿（仙灵脾）为君，巴戟天为臣，黄柏、知母为佐，当归为使。其中仙茅、淫羊藿、巴戟天温补肾阳、益精血；知母、黄柏泻相火而存肾阴；当归补血和血柔肝、调理冲任。诸药合用，具有辛温与苦寒共用、壮阳与滋阴并举、温补与寒泻同施之特征，尤其以温肾阳、补肾精、泻相火、滋肾阴、调理冲任、平衡阴阳见长。

16. 秃鸡散（《医心方》）

【组成】肉苁蓉 10g、五味子 10g、菟丝子 15g、炙远志 10g、蛇床子 10g。

【功效】温肾助阳，敛精安神。

【主治】肾阳不足、精亏心神失养所致男子五劳七伤，阴痿不起，为事不能，兼有心悸，怔忡，失眠，舌淡，脉虚细。

【临床应用】适用于肾阳亏虚、心神失养导致的性欲低下、阳痿、早泄、遗精、男性更年期综合征等病症。

【方解】方中肉苁蓉补肾助阳，五味子酸甘敛阴，补肾宁心，两者合为君药。菟丝子滋补肝肾固精，蛇床子温肾壮阳，助君药温肾阳之功效，共为臣药。远志专于安神宁心为佐药。全方以温肾助阳为主，辅以安神宁心之品，共奏补肾宁心之效。

17. 生髓育麟丹（《辨证录》）

【组成】人参、麦冬、肉苁蓉各 180g，山茱萸、山药各 300g，熟地、桑椹子各 500g，鹿茸 1 对，龟甲胶、枸杞子各 240g，鱼鳔、菟丝子各 120g，当归 150g，北五味子 90g，紫河车 2 个，柏子仁 60g。

【功效】益肾补髓，填精种子。

【主治】男子精少，不能生子。

【临床应用】适用于肾虚髓亏导致的少精子症、弱精子症、阳痿、遗精等病症。

【方解】重用熟地滋阴补肾，填精益髓；鹿茸补肾阳、益精血，二药合用，阴阳并补，添精益髓，为君药。龟甲胶、紫河车血肉有情之品，善补肝肾之阴，峻补精髓；山茱萸养肝滋肾；山药补脾益阴，滋肾固精；枸杞子补肾益精；菟丝子平补阴阳，固肾涩精；鱼鳔、肉苁蓉补肾助阳，以上诸药为臣药。人参大补元气，益气健脾；当归养血活血；麦冬、五味子、桑椹子养阴生津；柏子仁养心安神，共为佐药。诸药配伍，肾阴、肾阳、气、血、津液并补，共奏阴阳并补，益气养血，填精补髓之功。

18. 清肾汤（《医学衷中参西录》）

【组成】知母 12g、黄柏 12g、生龙骨 12g、生山药 12g、生杭芍 12g、生牡蛎 9g、海螵蛸 9g、茜草 6g、泽泻 4.5g。

【功效】清热利湿，泻浊固精。

【主治】治小便频数涩痛，遗精白浊，脉洪滑有力，确系实热者。

【临床应用】适用于肾虚湿热导致的泌尿系感染、前列腺炎、遗精、早泄、滴白等病症。

【方解】知母清热泻火，黄柏清热燥湿泻火，两者合用，专泻肾火，为君药。山药补肾涩精；白芍养血敛阴；泽泻渗湿泻热；龙骨、牡蛎固精止遗，收敛固涩力强，但其敛正气而不敛邪气，共为臣药。海螵蛸收敛涩精；茜草清热凉血共为佐药。全方清泻与收敛共用，祛邪不伤正，固精不留邪，共奏清利湿热，补肾固精之效。

19. 启阳娱心丹（《辨证录》）

【组成】人参30g、远志60g、茯神75g、石菖蒲15g、甘草15g、橘红15g、砂仁15g、柴胡15g、菟丝子120g、白术120g、生枣仁60g、当归60g、白芍90g、山药90g、神曲45g。

【功效】宣通心阳，安神起痿。

【主治】抑郁忧闷，早泄，阳痿不举，举而不刚。

【临床应用】适用于心气郁结导致的阳痿、早泄、遗精、男性不育、男性更年期综合征等病症。

【方解】远志、茯神、石菖蒲、生枣仁为主药，安神定志；柴胡疏肝解郁理气；橘红、砂仁、神曲宣畅气机；人参、白术、甘草、白芍、当归益气养血；山药、菟丝子滋补肝肾，壮阳兴痿。该方以补益安神为主，兼以畅达气机之品，宣通郁结，共奏安神定志，兴阳起痿之功。

20. 桂枝加龙骨牡蛎汤（《金匮要略》）

【组成】桂枝15g、芍药15g、生姜15g、甘草10g、大枣12枚、龙骨15g、牡蛎15g。

【功效】平补阴阳，调和营卫，交通心肾，固精止遗。

【主治】遗精、早泄、滴白等证属虚劳阴阳两虚者。

【临床应用】适用于男子失精，早泄，女子梦交，自汗盗汗，遗尿，少腹拘急，阴部寒冷，头晕目眩，舌质淡，苔薄白，脉细紧。

【方解】本方为桂枝汤加龙骨、牡蛎而成，桂枝汤为发汗解肌、调和营卫之效。加用龙骨、牡蛎，突出重镇安神，收敛固涩之效；将炙甘草易为生甘草，增加清热生津，调和诸药之功。

21. 枸橘汤（《外科全生集》）

【组成】枸橘（全枚）10g、川楝子 10g、秦艽 10g、防风 10g、泽泻 10g、陈皮 10g、赤芍 15g、炙甘草 15g。

【功效】行气化湿，活血软坚。

【主治】子痈。舌黯红，苔黄，脉弦。

【临床应用】适用于湿热瘀阻导致的前列腺炎、附睾炎、睾丸炎、精索静脉曲张等病症。

【方解】全枸橘、川楝子疏肝理气，行气分之郁滞，为君药。赤芍活血通瘀，行血分之瘀邪；防风祛风胜湿止痛；秦艽清湿热、止痹痛；泽泻渗湿泄热，共为臣药。炙甘草健脾益气，调和诸药，为佐药。

一主要参考书目一

[1] 国家技术监督局. GB/T16751.1—1997 中医临床诊疗术语 疾病部分［S］. 北京：中国标准出版社，2004.

[2] 国家技术监督局. GB/T16751.3—1997 中医临床诊疗术语 治法部分［S］. 北京：中国标准出版社，2004.

[3] 中华人民共和国国家质量监督检验检疫总局，中国国家标准化管理委员会. GB/T20348—2006 中医基础理论术语［S］. 北京：中国标准出版社，2006.

[4] 国家中医药管理局医政司. 22个专业95个病种中医诊疗方案［M］. 北京：中国医药出版社，2010.

[5] 国家中医药管理局医政司. 24个专业105个病种中医临床路径（试行）［M］. 北京：中国医药出版社，2011.

[6] 国家中医药管理局医政司. 24个专业105个病种中医诊疗方案（试行）［M］. 北京：中国医药出版社，2011.

[7] 世界卫生组织. 人类精液及精子-宫颈粘液相互作用实验室检验手册［M］. 谷翊群，陈振文，于和鸣，等译. 4版. 北京：人民卫生出版社，2001.

[8] 贾金铭. 中国中西医结合男科学［M］. 北京：中国医药科技出版社，2005.

[9] 中华医学会. 临床诊疗指南·泌尿外科分册［M］. 北京：人民卫生出版社，2006.

［10］陈志强，江海身. 男科专病中医临床诊治［M］. 2 版.
北京：人民卫生出版社，2005.

［11］曹开镛. 中医男科诊断治疗学［M］. 北京：中国医药
科技出版社，2007.

［12］王琦. 王琦男科学［M］. 3 版. 郑州：河南科学技术
出版社，2021.

［13］ROWE P J, COMHAIRE F H, HARGREAVE T B, 等. 世
界卫生组织男性不育标准化检查与诊疗手册［M］. 李铮,
张忠平，黄毅然，等译. 北京：人民卫生出版社，2007.

［14］庞保珍，赵焕云. 不孕不育中医治疗学［M］. 北京：
人民军医出版社，2008.

［15］罗丽兰. 不孕与不育［M］. 2 版. 北京：人民卫生出
版社，2009.

［16］徐福松. 徐福松实用中医男科学［M］. 北京：中国中
医药出版社，2009.

［17］庞保珍，庞清洋，赵焕云. 不孕不育中医外治法［M］.
北京：人民军医出版社，2009.

［18］世界卫生组织. 世界卫生组织人类精液检查与处理实
验室手册［M］. 谷翊群，陈振文，卢文红，等译. 5
版. 北京：人民卫生出版社，2011.

［19］庞保珍. 不孕不育名方精选［M］. 北京：人民军医出
版社，2011.

［20］庞保珍. 性功能障碍防治精华［M］. 北京：人民军医
出版社，2012.

［21］庞保珍. 男性健康之道［M］. 中医古籍出版社，2012.

［22］秦国政. 中医男科学［M］. 北京：中国中医药出版社，2012.

［23］王琦. 王琦男科［M］. 吴宏东，整理. 北京：中国中医药出版社，2012.

［24］李淑玲，庞保珍. 中西医临床生殖医学［M］. 北京：中医古籍出版社，2013.

［25］曹开镛，庞保珍. 中医男科病证诊断与疗效评价标准［M］. 人民卫生出版社，2013.

［26］王晓峰，朱积川，邓春华. 中国男科疾病诊断治疗指南：2013 版［M］. 北京：人民卫生出版社，2013.

［27］庞保珍，庞清洋. 战胜不孕不育的智慧［M］. 北京：中医古籍出版社，2015.

［28］庞保珍. 不孕不育治疗名方验方［M］. 北京：人民卫生出版社，2015.

［29］孙自学，庞保珍. 中医生殖医学［M］. 北京：人民卫生出版社，2017.

［30］那彦群，叶章群，孙颖浩，等. 中国泌尿外科疾病诊断治疗指南手册［M］. 北京：人民卫生出版社，2014.

［31］李宏军，黄宇烽. 实用男科学［M］. 2 版. 北京：科学出版社，2015.

［32］中华医学会男科学分会. 中国男科疾病诊断治疗指南与专家共识：2016 版［M］. 北京：人民卫生出版社，2017.

［33］李宏军. 男科诊疗常规［M］. 北京：中国医药科技出版社，2016.

［34］秦国政. 中医男科学［M］. 北京：科学出版社，2017.

［35］张敏建. 中西医结合男科学［M］. 2版. 北京：科学出版社，2017.

［36］秦国政，张春和. 中医男科学［M］. 北京：科学出版社，2017.

［37］孙自学. 男科病诊疗与康复［M］. 北京：中国协和医科大学出版社，2018.

［38］戚广崇. 实用中医男科学［M］. 上海：上海科学技术出版社，2018.

［39］庞保珍，郭兴萍，庞清洋. 实用中西医生殖医学［M］. 北京：中医古籍出版社，2019.

［40］庞保珍，庞清洋. 不孕不育中医治疗学［M］. 2版. 郑州：河南科学技术出版社，2019.

［41］玄绪军，庞保珍. 男性健康指南［M］. 北京：人民卫生出版社，2019.

［42］庞保珍，庞清洋. 实用中医生殖医学［M］. 郑州：河南科学技术出版社，2021.